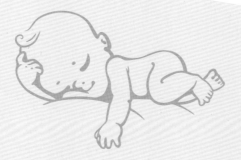

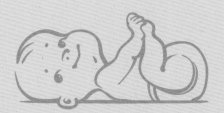

# 分娩·坐月子

主编 马良坤

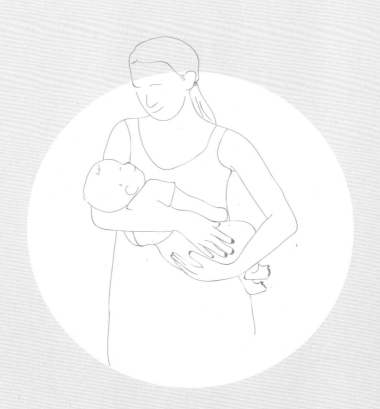

青岛出版社
QINGDAO PUBLISHING HOUSE

**图书在版编目（CIP）数据**

分娩·坐月子 / 马良坤主编 . —— 青岛 : 青岛出版社 , 2021.4

ISBN 978-7-5552-9655-3

Ⅰ . ①分… Ⅱ . ①马… Ⅲ . ①分娩 – 基本知识 ②产褥期 – 妇幼保健 – 基本知识 Ⅳ . ① R714.3 ② R714.6

中国版本图书馆 CIP 数据核字 (2020) 第 208833 号

**《分娩·坐月子》编委会**

| | |
|---|---|
| 主　编 | 马良坤 |
| 副主编 | 董　磊　余梦婷 |
| 编　委 | 石艳芳　张　伟　石　沛　王艳清　乔会根 |
| | 杨　丹　余　梅　李　迪　熊　珊 |

| | |
|---|---|
| 书　名 | 分娩·坐月子<br>FENMIAN ZUOYUEZI |
| 主　编 | 马良坤 |
| 出版发行 | 青岛出版社 |
| 社　址 | 青岛市海尔路182号（266061） |
| 本社网址 | http : //www.qdpub.com |
| 邮购电话 | 0532-68068091 |
| 策划编辑 | 刘晓艳 |
| 责任编辑 | 郑万萍 |
| 封面设计 | 夏　琳 |
| 全案制作 | 悦然文化 |
| 内文图片 | 悦然文化　海洛创意 |
| 印　刷 | 青岛海蓝印刷有限责任公司 |
| 出版日期 | 2021年4月第1版　2021年4月第1次印刷 |
| 开　本 | 16开（170mm×240mm） |
| 印　张 | 13 |
| 字　数 | 150千 |
| 图　数 | 158幅 |
| 书　号 | ISBN 978-7-5552-9655-3 |
| 定　价 | 49.00元 |

编校印装质量、盗版监督服务电话：4006532017　0532-68068050

# 序

　　提前拜读了马良坤教授主编的这套"马良坤科学孕产育儿"系列丛书，心里着实为准备成为父母的年轻人感到高兴。现代社会，养育孩子早已不是简单的吃饱穿暖，父母都希望孩子得到最好的照顾。而备孕、怀孕、分娩、育儿确实不是大家想象得那样简单，需要掌握很多的专业知识。第一次做父母的年轻人，往往缺乏专业知识和实践经验，面对网络上真假难辨的孕产育儿信息，难免会无所适从。

　　马良坤教授主编的这套孕产育儿图书共六本，包括《备孕·怀孕》《胎教·抚触》《分娩·坐月子》《产后恢复·塑形》《母乳·辅食》《护理·早教》，介绍了年轻父母所需要的从备孕、怀孕到育儿的先进理念和科学养育方法。书中细致地阐述了备孕的注意事项、孕期的营养和运动方案、分娩时和月子期的科学应对、产后恢复的方法，以及婴幼儿的喂养、护理和早期教育方法等，其中介绍的许多操作方法简便又实用，使年轻父母可以获取一些解决问题的捷径。

　　马良坤教授既是一位具有丰富临床经验的妇产科医生，又是一位二胎妈妈，她清楚地知道年轻父母在面临生育问题时有怎样的困扰，也懂得如何有效地去解决这些问题。在忙碌的临床工作之余，马良坤教授还能抽出时间做科普工作，我相信她是带着一份为"推进健康中国建设，提升国民健康水平"而努力的使命感的。

　　真诚地希望读者能从这套孕产育儿图书中获益，也祝福大家都能拥有幸福美满的家庭！

黄正明

中国医药教育协会会长

联合国生态生命安全科学院院士

解放军总医院第五医学中心教授、博士生导师

前言

　　十月怀胎，一朝分娩，当临近预产期的时候，全家人一定都充满了喜悦和期待，但随之而来的还有对生产过程的不安、对分娩方式的顾虑。对孕妇而言，喜悦和期待之外，免不了对宫缩疼痛的恐惧和对分娩过程中未知因素的紧张，而紧张和恐惧本身会增加疼痛的感觉和难产的发生。只有了解分娩的过程，学习恰当的呼吸、用力方式，才能更好地配合医生，使分娩顺利。

　　全家人也一定开过很多次家庭会议，讨论如何坐月子，照顾孩子。这时家中可能会出现很多意见：请老人帮忙，住月子中心，请月嫂照顾，或者年轻的夫妇自己承担……做选择时要考虑诸多因素，选择不同的方案后，准备工作也各不相同。在坐月子过程中，了解产妇的身体状况，学习营养餐的搭配，掌握如何正确哺乳和护理宝宝等非常重要。初为人父母，一定有不少惶惑等待解答。

　　为此，我们力邀北京协和妇产科主任医师马良坤编写了本书，从分娩前的准备、临产征兆、分娩的技巧、产程介绍、分娩过程中容易出现的问题等方面展开，科学细致地讲透分娩；对产后 6 周产妇的身体调养、月子餐制作、正确哺乳、宝宝护理等方面进行精细讲解。针对准妈妈的疑问，马良坤大夫在这本书里都一一给出了科学答案。

　　愿本书让你轻松了解分娩和坐月子的全部过程，安心地迎接、照顾自己的宝宝，开启全妈妈和健康宝宝的新征程。

# 目录

CONTENTS

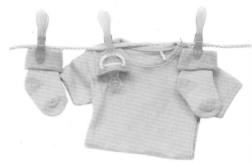

 **第1章　分娩前的准备**

**第2章　分娩期间怎么做**

# 第 3 章　产后 6 周怎么调养

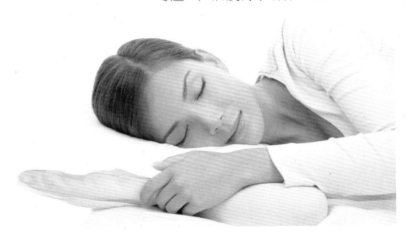

第 4 章　坐月子误区解读

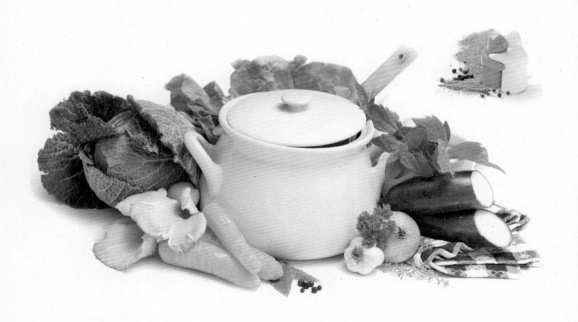

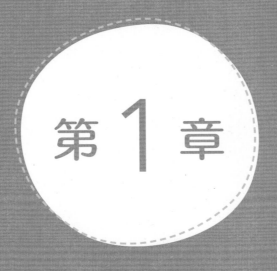

第1章

# 分娩前的准备

# 物质准备

## 临产时随身必备物品

待产包是准妈妈为生产住院而准备的各类物品的总称，包括入院的一些重要物品、妈妈用品和宝宝用品。准备待产包的物品并非多多益善，而是要合理规划，避免浪费。为此，北京协和医院专家给我们推荐了实用待产包，让我们轻松度过分娩期。

### · 入院需携带的重要物品

①门诊卡（有的医院是需要的，如果有就带上）。②围产卡或病历、历次产检报告单（有的医院要求存放在医院统一保管）。③夫妻身份证及复印件。④医保卡（参加社保或新农合医保的准妈妈需携带）。⑤现金，防止有急用。⑥银行卡，住院需要押金。⑦纸、笔、带秒表的手表，用来记录宫缩时间、强度（或使用手机并下载记录宫缩的应用程序）。

### · 住院时妈妈需要的物品

准备时，最好向在同一家医院分娩的妈妈打听，列出清单，方便整理。

**用的：**①产妇专用卫生巾，大、中码各1包。②抽取式面巾纸2包，抽取式湿纸巾1包。③毛巾、软毛牙刷、按摩梳子、盆。④纱布手帕5~10条。⑤杯子、饭盒、吸管。⑥一次性马桶垫若干（产褥期抵抗力过低，以防使用公共马桶而引起感染）。⑦护肤品。⑧收腹带、乳头保护罩，一次性防溢乳垫1~2包。

**吃的：**①巧克力。②果汁。③功能性饮料。

**穿的：**①哺乳衣2件、哺乳文胸2件。②开襟的宽松棉质衣服2套。③棉质一次性内裤5~6条。④棉袜2双。⑤带后帮的拖鞋1双。⑥产妇帽1顶。

### · 住院时宝宝需要的物品

①宝宝和尚服1~2件。②婴儿帽2顶。③包被1条。④柔湿巾1包。⑤喂奶巾2条。⑥一次性纸尿布（片）2包。

注：不同医院对待产包的准备要求不一，有的医院要求入院统一购买待产包，产妇及家属请事先了解清楚，避免重复准备。

# 母婴用品选购建议

"筑巢反应"是妊娠期的正常现象，孕期的妈妈们会迫不及待地为即将出生的宝宝准备各种物品。适量选购0~1岁婴儿以及产后妈妈需要的物品，给宝宝和妈妈最及时、最全面的保障，也是准爸爸迎接新生命到来的极佳方式。

## 产后妈妈用品

| 成人护理垫 | 产后子宫收缩会大量出血，尤其是剖宫手术插尿管时，产妇可以使用成人护理垫，这样就可以安心休息，不必担心弄脏床单了 |
|---|---|
| 吸奶器 | 建议购买电动吸奶器，比较省力。如果你并没有以后做一名背奶妈妈的打算，一般哺乳三个月后可实现供需平衡，吸奶器的使用次数就不会太多了，所以买普通价位的吸奶器就足够用了 |
| 防溢乳垫 | 视个人溢奶情况而定。在家里使用可洗防溢乳垫，出门时使用一次性防溢乳垫，避免溢奶的尴尬 |
| 哺乳枕 / 喂奶垫 | 喂奶不是一件轻松的事，母乳喂养的新生儿通常2~3小时就需要喂一次奶，妈妈喂奶的时候手臂极易疲劳，用哺乳枕辅助可以减轻负担 |

## 0~1岁宝宝用品

| 住行用品 | 婴儿床 | 安全的婴儿床应有合适的栅栏高度和栅栏间距，防止婴儿摔落，避免婴儿头部卡住。建议买尺寸较大和可调节高度的婴儿床，这样可以用得久一些。可提前几个月购买，让新床散散异味 |
|---|---|---|
| | 床上用品 | 婴儿床垫尺寸应与婴儿床匹配，以结实、偏硬为好。床单、被子、毯子应舒适透气。婴儿1岁之前无须使用枕头 |
| | 婴儿车 | 有条件的话，建议买2辆，1辆高景观婴儿推车，坐卧两用的，外出必备；另外，还可以买1辆轻便型伞车，适合宝宝会坐立后外出使用，优点是轻便、体积小 |

| 住行用品 | 爬行垫 | 随着宝宝大运动发育，爬行垫会派上大用场，搭配围栏使用，给宝宝创造安全舒适的活动空间 |
|---|---|---|
| | 安全座椅 | 婴儿乘车时应坐在汽车安全座椅上，1岁以内婴儿选用后向式安全座椅，并应正确安装在汽车后排位置上 |
| 洗浴洗涤用品 | 洗浴用品 | 婴儿沐浴液、洗发露、专用乳液或婴儿油、婴儿浴盆1个（一般配有浴床或浴网）、小脸盆2个（用于宝宝偶尔洗脸、洗手和便后清洗）、沐浴温度计1个（帮助妈妈判断水温）、小毛巾2~4条、大浴巾2~3条 |
| | 洗涤用品 | 婴幼儿专用洗衣液或洗衣皂若干、小衣架若干 |
| 护理用品 | 体温计 | 建议购买耳温计或额温计，使用比较方便，选购时注意产品准确度 |
| | 棉签、碘伏 | 用于脐部护理消毒 |
| | 指甲剪 | 选宝宝专用指甲剪，定期修剪指甲 |
| | 吸鼻器 | 宝宝鼻塞的时候帮助清除鼻腔内的分泌物 |
| | 护臀膏 | 预防和治疗宝宝红屁屁、尿布疹 |
| | 隔尿垫 | 可洗的防水隔尿垫准备2个，供宝宝不穿纸尿裤时使用，防止尿湿床褥；一次性隔尿垫可多备几包，在给宝宝换尿裤时垫在宝宝屁股下面，防止尿、便污染其他地方 |
| | 纸尿裤 | 根据宝宝的体重来决定购买尺寸。可先购买适用装或小包装，选定适合宝宝的品牌和型号后再适量购买储存 |
| | 湿纸巾 | 适合宝宝外出时使用，可适当准备 |
| | 棉柔巾 | 选用柔软的纯棉棉柔巾，一次性使用，给宝宝擦嘴、擦脸、擦屁屁 |

| 哺育用品 | 奶瓶 | 2 个，120mL 和 240mL 的奶瓶各 1 个，最好买宽口径的，标准奶瓶在放奶粉时容易沾在瓶口。玻璃奶瓶容易清洁，而且可以用微波炉加热、消毒；塑料奶瓶不易碎 |
| --- | --- | --- |
| | 奶嘴 | 3~4 个，隔两三个月需要为奶瓶更换奶嘴，根据宝宝月龄选购适用的奶嘴型号 |
| | 奶粉 | 根据母乳喂养情况选购，先购买小罐，喂养时注意宝宝反应，确认适合宝宝再适量购买 |
| | 安抚奶嘴 | 安抚奶嘴型号分阶段，视宝宝情况购买，注意每天清洁 |
| | 宝宝餐具 | 硅胶软勺 2 把，宝宝餐碗 2~3 只 |
| | 消毒锅 | 新生儿的奶瓶、餐具要严格消毒，消毒锅建议购买蒸汽类的，如果带烘干功能则更好 |
| | 辅食机 / 料理棒 | 宝宝 6 个月后添加辅食，一般要先添加泥状食物，使用辅食机或料理棒较方便 |
| 穿着衣物 | 宝宝和尚服 | 初生时主要是穿上衣，一般不穿裤子，每天换洗 |
| | 连体衣 | 根据温度，选择纱布、棉质、夹棉等材质；夏季可选包屁衣 |
| | 鞋袜 | 袜子一定要买松口的，宝宝小腿粗，一般的紧口袜子容易勒腿。在宝宝学步之前，建议穿软底布鞋或袜子，学步后应选购专门的学步鞋 |
| | 睡袋 | 新生儿穿着睡袋入睡，避免毯子或被子捂鼻而引起窒息。随着宝宝长大，睡觉会翻来覆去，穿着睡袋可避免宝宝夜里踢被着凉。睡袋选购要根据室温而定 |
| 玩具早教 | 依据月份大小准备 | 手抓摇铃、拨浪鼓、踢踏钢琴、小布书、拍拍鼓、牙胶、洗澡玩具、不倒翁、彩色积木、简易拼图、绕珠益智玩具、玩具电话、拖拉玩具、学步推车等。总之，0~1 岁宝宝的玩具一定要注重安全和品质，玩具宜精不宜多 |

# 产后的居家环境布置

不少妈妈在坐月子的时候会特别不顺心、不舒适，再看见家里乱七八糟的就更心烦了，最后导致月子里恢复效果很差。生育后的妈妈和刚出生的宝宝，身体都很脆弱，需要舒适卫生的休息环境。因此，家人要重视产后的居家环境布置。

## · 选择合适的坐月子房间

1 不宜住在敞、湿的房间里，由于妈妈的体质较弱、抵抗力较低下，所以居室需要保温、舒适。

2 要选择阳光和坐向好的房间。这样，夏天可以避免过热，冬天又能得到最大限度的阳光照射，使居室温暖。

3 居室采光要明暗适中。最好有多重窗帘等遮挡物，可随时调节采光。

4 居室要通风效果好，不要接近厨房等多油烟的房间。

## · 提前做好房屋清洁消毒

产妇和宝宝在月子里几乎整天都在居室内度过，做好清洁卫生是防病保健的重要方法，所以一定要在产妇回家之前的两三天，将坐月子的房间打扫得非常干净。

具体做法：

1 家里最好用3%的双氧水（30毫克每立方米的浓度）湿擦或喷洒地板、家具和2米以下的墙壁，并彻底通风2小时。

2 卧具、家具也要消毒，阳光直射5小时可以达到消毒的目的。

3 保持卫生间的清洁卫生，要随时清除便池的污垢，排出臭气，以免污染室内空气。

4 丈夫和其他家人不要在居室内吸烟。

## · 保持房间温湿度

冬天温度要保持在18~25℃，湿度要保持在40%~60%。夏天温度要保持在23~26℃，湿度要保持在50%~60%。建议在产妇房中放置一个测试温度和湿度的仪器。

下面有些方面是需要准妈妈注意的：

1 注意通风，要根据四季气候和妈妈的体质而定，即使是冬季，房间也要定时开窗换气。开窗换气时，妈妈和宝宝可以先去其他房间休息，避免直接着风感冒。

2 可以使用空调、电风扇等。如果使用空调，温度不宜过低，如果使用电风扇，不宜直吹妈妈。

除此之外，要保持室内安静，减少噪声，不要大声喧哗。要避免过多亲友入室探望或过多的人来回走动，以免造成空气污染和影响妈妈的休息。

# 照护人、月嫂、月子中心的选择

月子期的合理照顾对妈妈们来说是非常重要的，可是月子期间，谁来照顾妈妈和宝宝就是一个比较让人头痛的问题。

## · 婆婆照顾

面对刚出世的孩子，初为父母的夫妻俩难免会手足无措，不知道该如何照顾好婴儿以及如何照顾宝妈，这时家里有经验的老人非常重要。

**优点：** 婆婆不仅能尽心尽力，而且有经验，很多爱孙心切的婆婆，即使晚上也很愿意照顾宝宝。这可以说解放了宝妈，宝妈能够休息好，恢复得快。

**缺点：** 有些老人的思想非常传统，认为坐月子有很多禁忌，并且伺候月子餐食的方法不太科学，往往会让宝妈过多食用鸡蛋及催乳的食物。再加上带孩子的观念不同，容易造成两代人之间的矛盾和摩擦。

## · 妈妈照顾

一般来说，妈妈比较关注自家女儿产后的心态调整。许多亲妈对自家女儿的产后锻炼与恢复身材的计划持支持态度，包括熬月子汤都会注意其中的脂肪比例。

**优点：** 妈妈照顾月子肯定会尽心尽力，自己的亲闺女嘛！要是遇到一些关于坐月子的不同观念的问题，也比较好商量。妈妈照顾月子一般会为女儿考虑到产后恢复的事情，所以在饮食方面还是会注意的。

**缺点：** 容易让妈妈看到老公的缺点，尤其是那些加班多、比较忙的老公们，这可是严重的典型减分项。很可能让"丈母娘看女婿，越看越喜欢"变成"越看越气恼"。

## · 老公照顾

其实大部分西方发达国家是由丈夫来照料产后的妻子，婚姻专家认为这是增进夫妻间感情的极好方式。

**优点：** 由老公伺候月子餐食的另一层好处是，没有两代人之间坐月子观念的冲突，这样做可以减少婆媳、翁婿间不必要的摩擦和冲突。

**缺点：** 拜书本或网友为师学习照料老婆孩子的月子餐食，很可能犯"本本主义"的错误，伺候起月子餐食来很刻板。而且，这一类照料月子的方式，要求老公在这一非常时期，适当减少工作量，这有可能使老公近阶段的收入或晋升受到影响。

## ·月嫂照顾

现在，越来越多的年轻父母选择花钱请个月嫂来照顾月子里的产妇和宝宝。对宝妈来说，月嫂可以为自己和宝宝提供 24 小时专业月子护理，解决了妈妈的后顾之忧。

**优点：** 相比于家中老人的照顾，月嫂的服务更专业。许多月嫂公司对持证上岗的月嫂会有培训，包括如何科学地给宝妈搭配营养月子餐，如何科学地照顾宝宝，对产妇的身体恢复和婴儿的健康成长十分有利。

**缺点：** 近几年，月嫂市场良莠不齐，有的月嫂没培训几天就上岗了，还漫天要价。而且月嫂价格偏贵，一般费用在 6000～12000 元之间（仅供参考），级别越高，收费越贵。

## ·月子中心

当然，现在也有越来越多的宝妈选择住进月子中心，让月子中心的医护人员来打理。吃喝不愁，不用干活，有人伺候，可以安心做女王，也没有家庭矛盾。

**优点：** 月子中心是为各位产后宝妈提供专业产后服务的场所，有专业营养师负责给产妇提供月子餐，帮助产妇得到身体需要的充分调养。

**缺点：** 就算是条件和设施再完善的月子中心，也不会比自己家里住着随意，毕竟月子中心带有旅馆性质，各项物品不可能都齐备，总会有这样或那样的缺憾。而且月子中心一般价格昂贵，会增加家庭的经济负担。

## ·月子餐配送

现在，有一种全新的坐月子方式，让宝妈在家里坐月子就能享受科学的营养餐食，既经济实惠，又能帮家人减轻家务，还科学营养，一举多得。

**优点：** 定时配送，一日多餐，专业的月子调理膳食，根据每位宝妈的不同体质和不同需求搭配，通过高质量的膳食让宝妈获得适合其身体的营养调理。

**缺点：** 因为配送时间和距离限制，宝妈中途如果饿了就只能暂时吃点儿别的。

### 妈妈经验谈

### 根据实际情况为自己选择最合适的

如果家人不太给力，缺乏经验，可以考虑请一个好的月嫂。如果预算充裕，可以考虑月子中心。

如果有经验，预算有限，可以家人作为主力，家人负责做家务、照顾宝宝及宝妈，然后找专业的月子餐配送机构负责月子餐食，这是比较经济实惠又科学营养的方式。

# 第2节

# 心理准备

## 熟悉环境，到产房看看

在分娩前，如果准妈妈能提前了解产房环境，分娩时可能就不会那么紧张了，对顺产也有很大的帮助。现在很多医院在产前会组织准妈妈参观一下产房，准妈妈要了解产房相关设备的用途，熟悉分娩环境及流程。各个医院产房的设置布局会略有差异。

**①** **产床：** 大床是固定在产房内的，上面有利于准妈妈分娩的支架，床头可上下调节以使产妇处于最合适的发力姿势，产床两边有扶手，分娩时手拉扶手向上向后，床尾可拆卸，脚踏板可升上来，双脚踩在脚踏板上向下用力。

**②** **胎儿监测仪：** 能随时记录准妈妈的宫缩和胎儿的心跳，结果随时可以出来，有利于更好地监测准妈妈和胎儿的情况，避免危险发生。

**③** **吸氧设备：** 在待产房和产房都会有吸氧的设备，因为宫缩时胎儿的血氧供应会受到影响，及时吸氧有利于胎儿氧气储备，增强对宫缩的耐受力。

**④** **新生儿吸痰器：** 胎儿在母体内被羊水包围，口腔和肺内会有一定量的羊水存在，而分娩时新生儿受到产道的挤压，羊水会被挤出来，避免出生后吸入性肺炎、窒息的发生。但有些新生儿出生后口中会残留羊水甚至胎便，就需要用吸痰器吸出口腔内容物。因此，吸痰器是顺产和剖宫产必备的设备之一。

**⑤** **保温箱：** 新生儿出生后热量散失快，可以放在保温箱内保温，防止体温急剧下降。

# 分娩预演，心中有谱

分娩对女性而言就像一次精彩的演出，为了能轻松进入角色，准妈妈和准爸爸可以提前进行一下预演，这样当分娩来临时，就能轻松应对。现在很多医院有分娩预演课，准妈妈和准爸爸一定不要错过。

## 1 ▶▶ 及时打电话

当准妈妈出现见红、破水或阵痛时，准爸爸要及时给医院打电话，将准妈妈的详细情况告知医生。如果确认可以去医院待产时，要将准妈妈的姓名、医保卡、主诊医生、多久到达医院等信息告知医务人员。

## 2 ▶▶ 带好住院所需物品

准妈妈和家人应该将住院物品提前准备好，以免准妈妈出现紧急情况而来不及准备。如果准妈妈在去医院途中出现破水，应让其平躺，且抬高臀部，尽量减少羊水流出。

## 3 ▶▶ 快速办理入院手续

如果准妈妈的阵痛每次间隔10分钟以上，可以按照入院、住院、熟悉环境等正常手续进行。如果准妈妈出现紧急情况，可直接送入产房或手术室。

## 4 ▶▶ 进入待产房

练习节奏性地呼吸，不仅能抵抗宫缩时的疼痛，还能减少准妈妈体力损耗。同时，要记得上厕所排尿。如果采取无痛分娩，要了解麻醉师何时介入、何时进食、何时上厕所、产程进展情况等。

## 5 ▶▶ 上产床

准妈妈可以亲自躺上产床感受一下，医生会详细介绍分娩的常用体位、呼吸法、用力技巧等。

## 6 ▶▶ 宝宝出生后

医院会及时安排宝宝和妈妈进行亲密接触，及早吸吮初乳。

## ·带宝宝回病房

医院会建议母婴同室，医生也会详细讲解母婴同室的好处、新生儿的护理知识，所以准妈妈和准爸爸要认真听，并用于实际育儿中。

# 分娩期间突发情况的处理

　　待产时，准妈妈往往会遇到一些意想不到的情况，从而使正常分娩出现困难。提前了解待产时可能会遇到的突发状况及应对策略，让准妈妈心里有数。

**假如脐带绕颈** ▶▶ 脐带绕颈1周的情况很常见，20%～25%的胎儿会存在脐带绕颈的情况。

只要脐带绕得不紧，不会影响脐带血循环，也不会危及胎儿安全。如果脐带绕颈过紧，就会挤压脐血管，导致血液循环受阻，致使胎儿脑组织缺血、缺氧，造成胎儿宫内窘迫甚至新生儿窒息。必要时需接受医生建议进行剖宫产。

**假如胎儿窘迫** ▶▶ 胎儿心跳频率急剧下降，可能是因为胎儿脐带绕颈、解胎便、早期破水或者脐带下垂受到胎头压迫等。这时医护人员会给准妈妈吸氧、打点滴，让准妈妈左侧卧位，如果胎儿的心跳还是无法恢复正常的话，就必须实施剖宫产手术或助产措施，不过这种情况发生率很低。

假如发生，家属需要理解和配合，赶紧签字同意进行剖宫产。

**假如胎盘早期剥离** ▶▶ 待产过程中，如果准妈妈突然由阵痛转为持续性疼痛，且伴有大量阴道出血不止，即出现了胎盘提前剥离的情况。胎盘早剥一经确诊，应立即终止妊娠，以减少围产死亡率。

终止妊娠的方式，根据胎产次、早剥的程度、胎儿情况及宫颈口扩张情况确定。

**假如胎头过大或骨产道过窄** ▶▶ 如果准妈妈骨产道较窄或胎头过大，使得胎儿不能顺利下降并通过骨产道，那么准妈妈自然分娩的难度就会加大，如果经过检查，医生建议准妈妈自然分娩，则可考虑继续尝试自然分娩，否则，要听取医生的建议，采取剖宫产。

**假如麻醉意外** ▶▶ 对于剖宫产或无痛分娩的准妈妈来说，在使用麻醉剂后，有出现过敏或麻醉意外的风险。麻醉过敏可引起呕吐、呼吸道阻塞、窒息等危险。麻醉意外可引起神经损伤或硬膜外血肿。出现上述情况，要及时处理，避免危险发生。当有麻醉意外时，请及时联系麻醉师给予协助治疗。

**假如脐带脱出** ▶▶ 脐带脱出大多数发生在胎位不正或羊水早破的情况下。如果是臀位，胎儿的脚先露出，脐带也会顺着流出的羊水滑落出来，很有可能卡在胎儿和产道之间，造成血液循环障碍，这样胎儿失去了获取营养和氧气的途径，很容易造成胎儿宫内缺氧，甚至死亡。

一般医生建议准妈妈头低脚高地躺着，尽量让胎儿或胎头不被压迫，再将手伸进产道内，把胎儿往上面推，使胎儿尽量不压迫脐带，然后紧急实施剖宫产手术。

**假如羊水栓塞** ▶▶ 分娩过程中，羊水进入母亲血液循环中，羊水中的胎脂、胎粪、胎毛等阻塞肺血管，凝血活素消耗凝血因子，致敏原引起机体过敏反应，可出现肺水肿、肺出血、广泛性血管内凝血、过敏性休克，甚至导致母亲死亡。

对于羊水栓塞发生后子宫去留的问题，应本着积极抢救产妇生命的原则，短时间内无法止血的可行子宫切除术，以减少胎盘剥离大面积的血窦开放性出血，防止羊水及有形成分再次进入血循环，为实施抢救争取时间。

**假如胎盘前置** ▶▶ 胎盘前置是指胎盘附着在宫颈口或子宫下段处。一般在孕32周后会随着子宫位置的上升而有所缓解。不过，如果孕32周后情况没有好转，那么分娩时会阻挡胎儿出生的通道，这种情况下，继续采取自然分娩会导致胎盘剥离和大出血，危及母子安全。所以，一般情况下会采取剖宫产。

# 减少干预，回归自然

　　准妈妈要对分娩有充分的思想准备。分娩是自然的生理现象，一般人能承受，但如果没有充分的思想准备，你会被意想不到的疼痛打垮。如果准妈妈过分紧张，会引起体内一系列神经内分泌反应，加剧疼痛。

## · 分娩为什么会痛

| 分娩痛 | 原因分析 |
| --- | --- |
| 分娩前半段的疼痛 | 1. 主要来自子宫收缩和宫颈扩张；<br>2. 子宫阵发性收缩，拉长或撕裂子宫肌纤维，子宫血管受压等刺激上传至大脑痛觉中枢，性质属于内脏痛，定位不明确；<br>3. 疼痛主要在下腹部、腰部，有时候髋、骶部也会出现牵拉感；<br>4. 多数准妈妈感觉到的宫缩痛与月经期痛性痉挛相似，但会更强烈 |
| 分娩后半段的疼痛 | 1. 来自阴道和会阴部肌肉、筋膜、皮肤、皮下组织的伸展、扩张和牵拉；<br>2. 胎宝宝通过产道时，压迫产道，特别是对子宫下段、宫颈和阴道、会阴部造成损伤和牵拉；<br>3. 疼痛性质尖锐，定位明确，是典型的躯体痛；<br>4. 有的准妈妈会感觉到这些部位有烧灼感，并出现不由自主的排便感 |

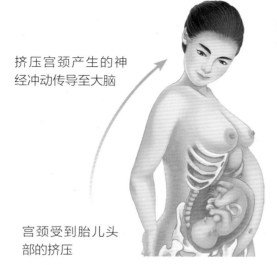

挤压宫颈产生的神经冲动传导至大脑

大脑刺激身体分泌催产素

催产素刺激子宫收缩，进一步将胎儿向宫颈推送

宫颈受到胎儿头部的挤压

分娩的疼痛多是缓慢地来去，虽然很痛，但大多在可承受的范围内

## · 分娩要痛多久

研究表明，对分娩疼痛的时间有一个明确的概念，能帮助准妈妈加快产程。准妈妈在经历难熬的分娩痛时，会对"到底还要疼多久"有一个预期，这个预期可以在最艰难的时候作为心理支柱，最终实现顺产。对准妈妈来说，知道分娩疼痛的大概时间，有助于坚定自然分娩的决心。

那么从十几个小时到二十几个小时不等的生产时间里，真正让准妈妈感到疼痛的宫缩时间有多长呢？

一般来说，宫缩疼痛的总时间小于 3 小时，准妈妈是不是放下负担了？当然，这 3 小时不是一直持续的，而是间歇性的，当不痛时，准妈妈可以喝点水、吃点东西、休息一下补充体力。

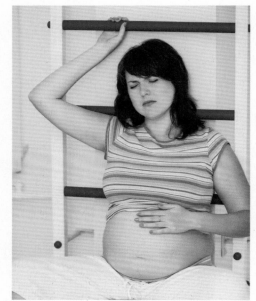

## · 生下来了，剧烈的疼痛感就会马上消失

自然分娩是一种"好了伤疤忘了疼"的疼痛，当孩子娩出，剧烈的疼痛感会马上消失，所以想要二孩的妈妈并不在少数。

 马医生贴心话

### 平和心态使分娩更顺利

事实证明，大多数准妈妈在分娩前感到紧张和焦虑。一方面是因为准妈妈对即将到来的分娩感到害怕，另一方面是准妈妈对胎宝宝的健康状况及产后生活的诸多担忧。虽然这些属于人之常情，但紧张和焦虑会影响准妈妈的身体状况，导致准妈妈肌肉紧张，对疼痛的承受力下降，提高分娩的难度。让准妈妈平和心态的方法：①把分娩前需要做的事情列出来，逐条核对，准备工作做充分，就不会紧张、焦虑。②进行森林浴，将看到的景物，如路边的花草、树木、蜜蜂、蝴蝶等，讲给胎儿听，一边呼吸新鲜空气，一边放松自己。

# 战胜分娩的恐惧感

到了孕晚期，准妈妈可以通过分散注意力来缓解对分娩的恐惧感，做好充分的准备就能顺利分娩。下面介绍几种战胜分娩恐惧感的方法：

**方法一：
直面恐惧**

对于分娩，准妈妈最害怕什么？是怕疼呢，还是因为以前有过不好的体验？是担心剖宫产，还是会阴侧切？最好把所有担心的事情都写在一张纸上，并在旁边注明避免这种恐惧的方法。如果有些事无力改变，那就想办法让自己不要担心，因为再多的担心也无济于事。

**方法二：
多了解分娩
信息**

知道得越多，就越不会害怕。尽管每一位妈妈分娩的具体情况不尽相同，分娩的经验也因人而异，但是大致上还是有一个共同的过程。
倘若准妈妈提前了解分娩的过程、分娩的感觉，以及为什么会有这些感觉，到时候准妈妈就比较有自信，自然不会被轻易吓着了。

**方法三：
跟不怕分娩的
亲友相处**

不良情绪是会传染的，恐惧自然也不例外。千万别让那些被吓破胆的亲友进产房陪伴，应该让那些坦然面对分娩的亲友进产房鼓励准妈妈。

**方法四：
避免回想后怕
的经验**

记住，别把过去可怕的经验带进产房。分娩会引起先前难产经历等不愉快回忆，这可能会让准妈妈不由自主地全身紧张起来。因此，分娩前准妈妈一定要妥善处理好过去重大创伤所引起的不良情绪，必要时可以求助于医生或导乐。

# 知识储备

## 去医院待产的最佳时间

有些准妈妈因为担心会把宝宝生在路上，或生在家里，因此早早到医院待产。其实，这样做是没有必要的，一是医院人多嘈杂，睡不好、吃不好，会增加准妈妈的心理负担，造成产前身心疲惫，还会增加经济负担。二是很多医院的床位比较紧张，一般不会提前接收没有临产迹象的准妈妈，这也会影响准妈妈的心情。但太晚去医院也不好，很容易手忙脚乱，所以选择合适的时机到医院待产非常重要。

### · 去医院的时机

**1** 初产妇每 10～15 分钟宫缩一次，经产妇每 15～20 分钟宫缩一次，并且宫缩程度一阵比一阵强，或者间隔时间逐渐缩短。

**2** 见红，流血量大于平常月经量。

**3** 见红后腹痛逐渐频繁且规律。

**4** 任何早期破水现象（平卧，臀部垫高，立即送往医院）。

### · 分娩信号出现时，及时做应对

**破水**

当包裹胎儿的胎膜破裂时，羊水会沿着阴道流出，会出现阴道流水、液体喷涌的现象，这就是破水。此时一定要叫救护车或让产妇平躺送往医院。

**阵痛**

临产征兆中最早出现的一般是阵痛，刚开始可能只是有肚子发紧、腰背酸胀的感觉，但会逐渐演变为像痛经一样的腹部胀痛、坠痛感，之后会慢慢变得频繁、剧烈，当每小时出现 4～6 次宫缩疼痛或 10 分钟出现一次规律宫缩时，就可以上医院了。

**见红**

当胎膜和子宫壁分离时，会有血性分泌物从阴道中流出，颜色可能为鲜红色、粉红色或褐色等，这就是见红。发生见红的准妈妈一定不要着急，这是临产的正常现象，当见红后腹痛逐渐频繁规律或流血量大于平常月经量时，一定要及时赶往医院。

# 办理入院必知事项

临近预产期时，准妈妈应该把住院所需的证件放在一个袋子里，和待产包放在一起，这样在紧急情况下就不会把重要的东西落下。那么准妈妈办理住院到底需要哪些证件？

夫妻双方身份证、结婚证、医保卡的原件和复印件、《母婴健康手册》等。

妈妈经验谈

**别担心半夜突发状况**

准妈妈不要担心半夜出现宫缩、破水等情况，医院是24小时值班的，无论你什么时候入院，都会在最短的时间内把你安全地送到产房。

## · 常规入院流程

准妈妈出现见红或阵痛后，医生会根据准妈妈的身体情况决定其是否马上入院。

**挂号产检**

如需住院，会开1张住院单；没有到待产阶段，就回家休息等待。

**缴纳押金**

持住院单到交费处缴纳押金（具体金额各个医院标准不同）。

**到医保缴费窗口缴费**

参加社保或新农合医保的准妈妈在缴纳住院押金时，要到医保缴费窗口缴费，且出示身份证、社保卡等相关证件。

**等待安排床位**

准妈妈拿着缴费单和相关证件到住院部找值班医护人员，等待安排病房和床位。

注：不同医院入院手续和流程有区别，实际入院情况以医院要求为准。

# 了解分娩的 3 大产程

## · 第一产程：从规律宫缩开始至宫颈口完全张开

第一产程是在子宫收缩的作用下，宫颈口逐渐开大扩张，最后开大到直径10厘米左右，即"开十指"，也就是宝宝的头有多大，宫颈口就开多大。

这一时期开始的标志是，每间隔5~6分钟出现规律性子宫收缩，持续约30秒，以后稳定为每1~2分钟收缩1次，每次持续可长达1分钟。一般来说，初产妈妈的第一产程时间比经产妈妈长，但一般不会超过24小时。在宫颈口扩大到最大限度的过程中，会发生破水，准妈妈会有比之前都要强烈的排便感，当宫颈口开十指时，第一产程宣告结束，即进入第二产程。

## · 宫颈慢慢张开

宫口扩张表现为宫颈管逐渐变软、变短、消失，宫颈展平并逐渐扩大。随着宫颈扩张，胎儿先露部逐渐下降，真到先露部到达外阴及阴道口。在此过程中，医生会通过经阴道指诊检查宫口扩张和胎先露下降情况，判断产程进度及产程是否正常。根据子宫颈的扩张程度，第一产程可分为潜伏期和活跃期。潜伏期：宫口扩张的缓慢阶段，初产妇一般不超过20小时，经产妇一般不超过14小时。活跃期：宫口扩张的加速阶段，可在宫口开至4~5厘米即进入活跃期，最迟至6厘米才进入活跃期，直至宫口全开（10厘米）。

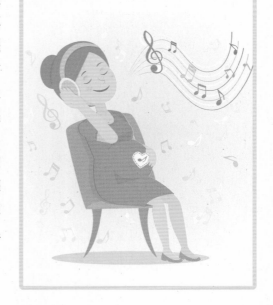

**妈妈经验谈**

### 在第一产程产妈要保持精神平静、放松

可以听音乐、看连续剧、看可爱宝宝的图片；宫缩时尽量不过分关注疼痛，眼睛最好注视一个固定点调整呼吸，分散注意力，可以减轻产痛。多变换体位：坐下来、站起来、下地走走、蹲在地上，减轻宫缩疼痛，总有一个姿势能让你处于更舒服的状态。

## 第二产程：胎儿娩出，找到最佳姿势，听助产士口令呼吸

第二产程又称胎儿娩出期，指从宫口全开至胎儿娩出。此过程中，产妇要听从助产士指导，配合宫缩用力，特别注意在胎头娩出以后，不宜急于娩出胎肩，而应等待宫缩使胎头外旋复位。

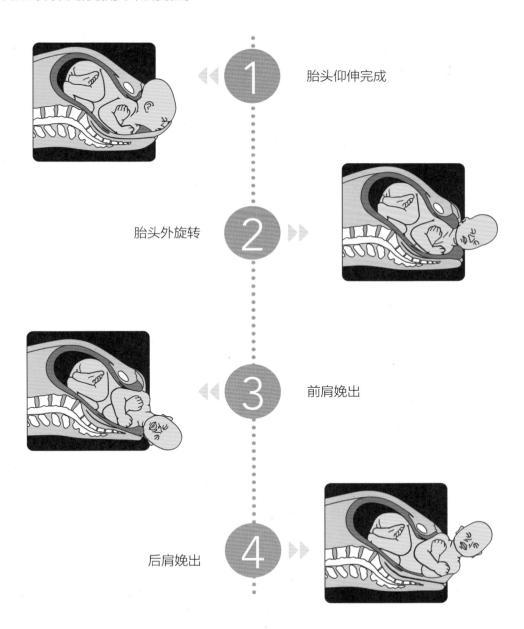

① 胎头仰伸完成

② 胎头外旋转

③ 前肩娩出

④ 后肩娩出

## •第三产程：保持平稳姿势，娩出胎盘

宝宝出生了，但生产还在继续，残留在子宫内的胎盘也必须要分娩出来。

胎盘娩出是指从胎儿娩出后到胎盘娩出的过程，等宝宝产出后将脐带钳夹，再等胎盘自行剥落或协助排出。一般需要5~15分钟，不会超过半小时。

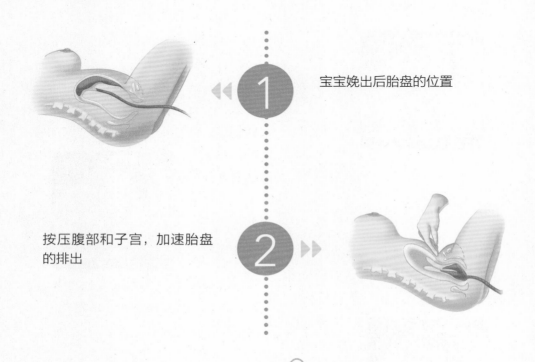

①　宝宝娩出后胎盘的位置

按压腹部和子宫，加速胎盘的排出　②

胎盘娩出的疼痛较分娩之前要轻得多，大多数人感觉不到痛感。由于子宫的再次收缩，胎盘和胎膜从子宫内部脱离出来，胎盘一脱离，就可以检查胎盘的完整性，判断是否有胎盘组织残留。如果有会阴侧切或撕裂的情况，要在胎盘娩出后进行缝合。

### 马医生贴心话

**也有超过半小时胎盘脱落
不全的情况**

如果胎盘剥离后，胎盘小叶数量不齐或胎盘边缘不光滑，说明可能存在胎盘残留。如果胎盘有部分残留在子宫中出不来，医生就会把手伸到子宫中把它牵拉出来，此时会伴随着疼痛，这是胎盘的用手剥离法。

## 软产道强韧

软产道包括子宫下段、子宫颈、阴道及骨盆底部软组织，如果软产道肌肉强韧的话，宫颈口就不容易打开。分娩时，随着阵痛的加剧，宫颈口会变软，促进宝宝娩出。如果此时宫颈口还不能打开，就是软产道强韧，为了宝宝的安全，可能需要采取剖宫产。

## 胎位异常

胎位就是胎儿在子宫里的姿势和位置。在怀孕或分娩的时候，胎儿最靠近准妈妈子宫出口（即子宫颈口）处的身体部位，称为胎儿先露部。如果胎儿的先露部不是头部，或即便是头先露，却是后脑勺对着子宫后壁、侧壁，均属胎位异常。正常的胎位应是枕左前、枕右前。

## 拨露

拨露是指能看见胎头的时候。在第二产程，宫缩时能看见胎头，宫缩间歇时胎头又缩回去。

## 胎儿宫内窘迫

胎儿心跳频率急剧下降，宫内缺氧，可能是因为胎儿脐带绕颈、早期破水或者脐带脱垂压迫等。这时医护人员会给准妈妈吸氧、打点滴，让准妈妈左侧躺，如果胎儿的心跳还是无法恢复正常的话，就必须进行剖宫产手术或采取助产措施。新生儿窒息常与胎儿宫内窘迫有关，不过这种情况发生率很低。

## 硬膜外麻醉

硬膜外麻醉是指从准妈妈后背插入一根管子，在后背和骨膜间的空隙注入麻药，阻滞痛觉神经传导来减缓疼痛，但不会加速子宫收缩，属于无痛分娩的常见方式，可降低疼痛感，甚至无痛。但可能出现低血压、产时发热、第二产程延长等并发症。

## 人工破膜

医护人员会在准妈妈分娩前或分娩时根据其身体情况进行人工破水。这个过程准妈妈不会感到疼痛，由于需要深入阴道内进行操作，会有像内诊一样的不舒服感。在温热的羊水涌出时，护士会将产垫置于产妇身下，方便吸收，而准妈妈会有下腹部压力减轻的感觉。

## 胎心监测仪

这个仪器可以帮助医护人员记录子宫收缩的压力、频率及胎儿心跳的情况，以此了解整个分娩过程中的宫缩和胎儿心跳情况。

监测完毕，仪器给出的是一张宫缩和胎儿心跳的曲线图。

## 胎头吸引器分娩

胎头吸引器分娩是采用一种特制的胎头吸引装置于胎头上，形成负压后吸住胎头，配合宫缩，通过牵引而协助胎头娩出的助产方式。

胎头吸引术的优点很多，若胎儿存在宫内窘迫征兆，可尽快结束分娩；胎儿大、准妈妈筋疲力尽时，可帮助胎儿下降。相对产钳而言，对准妈妈软产道损伤小，胎儿产伤机会也小。而且，胎头吸引术操作简单、易于掌握。

胎头吸引术和产钳助产术都是阴道助产术，是促进分娩的助产方式，根据胎头相对骨盆位置的高低决定采用哪种方法助产，有时需要联合使用。

## 产钳分娩

在分娩的第二产程中，因准妈妈或胎儿的某些情况需迅速结束分娩时，采用产钳的两叶夹住胎头的两侧，牵出胎儿的助产方法，叫产钳分娩。

根据胎儿头部在盆腔内位置的高低，分为高位、中位、低位和出口产钳分娩。中、高位产钳分娩因对母婴的危害较大，目前已不采用；而低位和出口产钳分娩能用吸引器的也大多被胎头吸引术所代替。另外，胎头吸引术因阻力较大而失败时也可用产钳分娩。

## 骨产道

分娩时将骨盆处称为骨产道。因为有骨头，并不像软产道那样容易扩张。因此，医生会根据骨盆的形状、内径的宽度、胎头大小，来判断准妈妈是否可以进行自然分娩。

## 着冠

着冠是指即使准妈妈不用力，胎儿也会自己向外用力，争取尽快出来。胎头通过骨盆出口，即便是宫缩间歇期也能看见胎头（胎头马上要出来了）。

# 第2章

## 分娩期间怎么做

# 临产的征兆

## 宫缩，分娩前兆

宫缩是指有规则的子宫收缩，是临产最有利的证据。宫缩的强弱和宫颈口张开的速度有很大关系。每一次宫缩的加强，都伴随着宫颈口的张大和胎儿的下降，有利于促进产程发展。

### · 宫缩是什么样的感觉

宫缩开始像是刺痛或钝性背痛，然后会向下延伸到大腿部。随着时间的推移、宫缩的加强，宫颈口会逐渐张大，宫缩可能发生在腹部或腰骶部，有坠胀痛、酸痛或撕裂般的疼痛，就像剧烈的痛经疼痛。

### · 假性宫缩与临产宫缩的区别

| | 假性宫缩 | 临产宫缩 |
|---|---|---|
| 出现时间 | 临产前 1~2 周 | 分娩前 |
| 症状 | 子宫收缩不规则、强度不强、频率不高 | 伴有疼痛感，痛感向下腹扩散，或有腰酸伴有排便感 |
| 间隔时间 | 间隔时间不规律，休息后会缓解 | 5~6 分钟 / 次，且非常疼痛 |
| 应对策略 | 可先待在家中休息并留意疼痛的发生频率，不需要马上去医院 | 需要马上去医院待产 |
| 爱心提醒 | 1. 当感觉宫缩有一定的规律可循时，最好记录持续时间和间隔时间；<br>2. 一般第一胎产程较长，可以在家先休息几小时再去医院；<br>3. 如果羊水未破，可以先洗个温水澡放松一下身心；<br>4. 医生建议准妈妈宫缩频繁、规律，即每小时 6 次左右或见红量约为 1 片日用卫生巾容量时，再去医院待产 | |

# 阵痛时是什么感觉

**腹部胀痛**

由于胎儿挤压使得子宫收缩引起的，如痛经的感觉。

**拉伸疼痛**

由于胎儿要出来时拉伸了子宫肌肉、阴道和会阴处等软产道导致的。

**压迫疼痛**

由于胎头压迫骨盆神经引起的。

## ·引起阵痛的 3 个原因

子宫的收缩、胎头伸长压迫产道、胎儿压迫骨盆及神经。

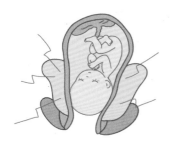

子宫的收缩

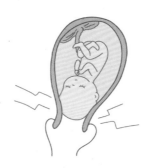

胎头伸长压迫产道

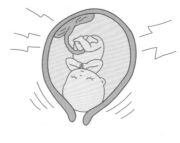

胎儿压迫骨盆及神经

## ·阵痛的"规律性"

阵痛有规律可循，但也是因人而异的。准妈妈最初会感觉肚子有一种缓慢、迟钝的疼痛，腰部会有不规则的疼痛。接下来疼痛间隔会缩短，疼痛强度会增加。所以，当准妈妈开始感觉阵痛时，要及时记录疼痛持续的时间和间隔时间，你会发现阵痛慢慢变得有规律了，每隔 5~6 分钟阵痛会出现并持续 30 秒，阵痛会变得越来越强。阵痛时不仅会感到腹部疼痛，还会连带腰部、臀部、大腿根部、脚后跟等都有被拉伸的感觉，且宫颈口和阴道也会有疼痛感。此外，随着疼痛袭来，全身的肌肉也会紧张，这时准妈妈应尽量放松自己的身体，有利于缓解疼痛。

## ·记录阵痛的时间间隔

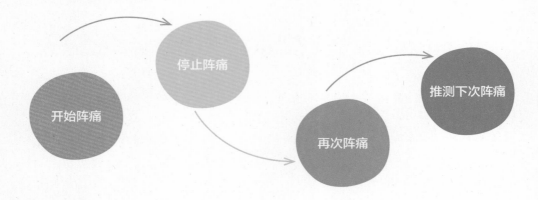

一般来说，有规律的阵痛要引起重视，经产妈妈的产程一般比初产妈妈快，初产妈妈阵痛间隔 10～15 分钟，经产妈妈阵痛间隔 15～20 分钟就可去医院了。

## ·阵痛由弱到强的过程

每个人对疼痛的承受力不同，对疼痛的感觉也不同，使得很多人感到疼痛就匆匆去医院，但到了医院阵痛又消失了，被医生劝回家等待。不要灰心，完全可以把它当成一次产前的演习。

其实，阵痛由弱到强的过程中，妈妈可能还会有如下的感觉：

**1** **身体疲倦，没有食欲：**因为阵痛，没有心情做任何事，大多注意力集中在疼痛上，总感觉马上要生了，身体疲倦、没有食欲。

**2** **便秘：**没有临产征兆，但会感到腹胀、便秘。

**3** **尿频：**由于胎儿下降压迫膀胱，可能引起尿频。产妇有尿意时要注意排尿，避免膀胱充盈影响宫缩和胎头下降。

**4** **脚后跟疼痛：**随着阵痛的加剧，不仅感到肚子疼，脚后跟也有压迫的痛感。

# 出血和见红的区分

胎儿发育到一定程度，就想挣扎着脱离母体，使得子宫收缩、宫颈内口的胎膜和子宫壁分离、毛细血管破裂，就会导致子宫内壁破裂而出血，就是常说的"见红"，见红是临产发动时不可避免的。见红开始是红色、褐色或桃红色，一段时间后会变成茶褐色或黑色，附着在内裤上，与月经相近，但也因人而异。

## · 见红是分娩将要开始的征兆

有些准妈妈是腹痛后才见红的（腹痛是子宫收缩引起的，子宫收缩后胎膜和子宫壁才会发生分离），对第一次分娩的准妈妈，见红后不会马上分娩，需耐心等待。下面介绍一下由见红到破水的过程和注意事项。

| 临产三征兆 | 见红之后多久分娩 | 见红时症状 |
|---|---|---|
| 腹痛→见红→破水（不一定在先兆临产时全部发生），见红后腹痛可能会加强。 | 不是见红了就会马上分娩，一般见红后1~2天会分娩，有的准妈妈甚至需要4~5天。 | 有些像月经，有少量黏稠状液体，颜色像月经快结束时，血液一般会分两次流出。 |

## · 出血和见红的区分方法

如果出血不能止住，并且在出血的时候伴随着疼痛，就不是见红。出血后如果自己不能判断，就要马上和医院联系。

## · 见红后准妈妈如何应对

如果准妈妈只是有淡淡的血丝，量也不多，可以在家里观察，别做剧烈运动，多注意休息。如果出血量超过月经量，且颜色鲜红，或伴有腹痛，应马上去医院，但也不要过于紧张。

# 破水后，分娩就快了

破水是指包裹胎儿的胎膜破裂后，羊水顺着阴道流出。破水是分娩的必要条件。

| 破水种类 | 具体情况 |
| --- | --- |
| 前期破水 | 没有任何征兆，羊水像尿液一样流出来。但应预防脐带脱出、胎盘脱离、早产等 |
| 高位破水 | 胎膜破裂位置较高，羊水量出来较少，且距离宫颈口较远 |

## · 区分羊水和尿液

| 类别 | 压迫肛门是否停止 | 阴道收缩后是否停止 | 颜色 | 气味不同 |
| --- | --- | --- | --- | --- |
| 羊水 | 不能停止 | 不能停止 | 多为透明的，混合血丝，呈淡粉色 | 无味 |
| 尿液 | 停止 | 停止 | 无色或者黄色 | 氨水的臭味 |

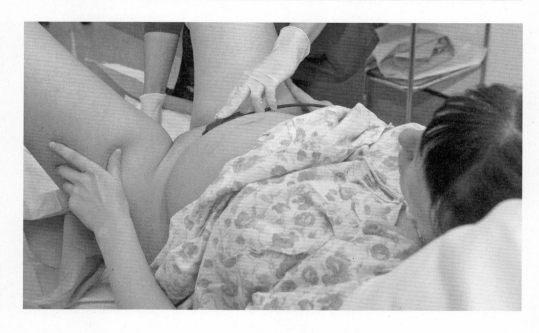

## · 破水后必须做的事情

 **1** ▶▶ **清洁外阴**

准妈妈破水后，为了避免感染，要先清洁羊水，方法如下：

**纸巾擦拭：** 用质量好的纸巾擦拭。

**毛巾擦拭：** 当身边没有纸巾时，可以用干净的毛巾擦。

**使用孕妇卫生巾：** 当羊水流出量较大，身体移动就会流出来时，纸巾或毛巾已不够用，此时可使用孕妇卫生巾。

**2** ▶▶ **及时去医院**

当准妈妈出现破水情况时，无论是白天还是夜间，都要及时给医院打电话，说明自身情况，并且及时去医院。在去医院期间，为了防止脐带脱垂、羊水流尽，造成胎儿宫内缺氧，准妈妈应该躺下来，抬高臀部。

## · 破水后不能做的事情

**洗澡**

准妈妈破水后不要洗澡，否则容易导致细菌感染胎儿，应该直接去医院。

**走动**

身体的移动会加速羊水流出，所以准妈妈破水后应尽量减少走动，否则容易导致胎儿缺氧，甚至窒息。

**慌乱**

破水是分娩必须经历的过程之一，所以出现破水时，准妈妈不要慌张，应保持冷静。

 马医生贴心话

### 破水后 12 小时内就会见到宝宝

破水后一般 12 小时之内就会生产了，接近 12 小时仍不发动，医生也会采取适当的干预，让你 12 小时之内见到宝宝。就是说破水后 12 小时内，无论如何也要把宝宝生出来。

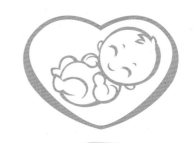

# 初产妇的正常产程

## 第一产程：宫颈口扩张

### · 了解孕期情况

通过询问孕妇和查阅检查结果了解孕期情况，主要内容包括：

**1. 月经史**

通过末次月经推算预产期，必要时结合孕期检查结果对预产期进行修正。

**2. 孕产史**

结合孕产史，选择恰当的分娩方式。

**3. 基本体征检查**

注意检查生命体征以及患者身高、体重情况，尤其是血压情况，及时发现妊娠期高血压，预防子痫发生。

**4. 查阅孕期辅助检查结果**

常规项目（血常规、尿常规、凝血功能、唐筛结果、传染病检查等）、出生缺陷筛查以及一些特殊检查项目，如孕期并发症、妊娠合并症等。

**5. 产科检查**

通过宫高、腹围、骨盆外测量，估计胎儿体重，进行头盆评分，选择分娩方式。

### · 临产评估

1 确定是否临产以及临产开始时间：如宫口已开，以出现规律下腹胀痛的时间为临产开始的时间；如宫颈管未消失、宫口未开，先诊断先兆临产，再根据宫口开张情况修正临产开始时间。

2 经阴道或经肛门检查宫颈管、宫口、先露高低，进行头位分娩评分。注意：头位分娩评分是一个动态评分，在不同的阶段或产程出现变化时建议再次进行。

3 因故需终止妊娠行药物引产时，要进行宫颈成熟度评估，评分 < 6分，引产成功率低；评分 > 6分，引产成功率高。

### · 产程观察

初产妇一般 11~12 小时；经产妇仅 6~8 小时，有以下主要临床表现：

**1. 规律宫缩**

随产程进展，间歇渐短（2~3分钟），持续时间渐长（50~60秒），宫口近开全时，持续时间可达1分钟以上，间歇期仅为 1~2 分钟。

### 2. 宫颈口扩张

宫颈口扩张是临产后规律宫缩的结果，一般是在宫缩时通过肛门或阴道进行检查。从临产后规律宫缩开始，潜伏期，一般每 2~4 小时检查 1 次；活跃期，一般 1~2 小时检查 1 次；疑为宫颈管已开全者随时再次评估。

### 3. 胎头下降

与宫颈口检查同步进行。

### 4. 胎膜完整性

胎膜破裂可发生在不同时段，大多发生在子宫颈口近开全时，表现为不可控制的阴道流水、流液。

## · 产程的处理

### 1. 一般处理

**精神支持：** 缓解产妇的焦虑，使其情绪稳定。当产妇情绪稳定时，交感神经正常兴奋，心率、呼吸正常，子宫收缩有力，宫颈口开张和胎头下降顺利，胎心正常，可以促进自然分娩。鼓励产妇进食高热量食物及足够水分；不提倡静脉补液。

**鼓励产妇自由活动：** 不提倡长时间仰卧位，以本能、自发的运动为佳，如走动、摇摆、慢舞、更换不同的姿势等。提倡步行和站立，可以增进舒适程度，降低宫缩的频率，促进有效的子宫收缩，直立的姿势使胎儿与骨盆在一条直线上，加速胎头下降、子宫颈的扩张和变薄，有助于产程进展；步行时关节轻微的移动，可以帮助胎儿的旋转和下降。

**大小便：** 临产后，鼓励产妇每 2~4 小时排尿一次，以免膀胱充盈影响宫缩及胎头下降。因胎头压迫引起排尿困难者，应警惕有头盆不称，必要时导尿。初产妇宫口扩张 < 4cm、经产妇 < 2cm 时可行温肥皂水灌肠，既能清除粪便避免分娩时排便污染，又能通过反射作用刺激宫缩，加速产程进展。但胎膜早破、阴道流血、胎头未衔接、胎位异常、有剖宫产史、宫缩强估计 1 小时内即将分娩以及患严重心脏病等，均不宜灌肠。

**观察生命体征：** 特别是观察血压，正常情况下每 4 小时测量 1 次，以便于及时发现产时高血压；发现血压增高，应酌情增加监测次数并给予相应处理。

### 2. 胎儿观察

主要方式有瞬间胎心听诊和定时段的电子胎心监护。

- 潜伏期每 1～2 小时听 1 次胎心。
- 活跃期每 15～30 分钟听 1 次胎心。
- 正常胎心率（FHR）为 110～160 bpm；＜ 110bpm 或 ＞ 160bpm，提示胎儿宫内窘迫。
- 每 4 小时进行 1 次电子胎心监护，不提倡持续的电子胎心监护，会限制产妇活动，影响产程进展，除非有胎心异常表现。
- 出现任何胎心异常表现均要进行再次评估，以确定继续试产还是尽早结束分娩，以最大程度地保证胎儿和新生儿的安全。

### 3. 产程进展情况

主要观察宫口扩张速度和胎头下降速度。

宫口扩张速度和胎头下降速度的观察及处理：

**潜伏期：** 从开始出现规律宫缩至宫口扩张 5cm，此期扩张速度较慢。初产妈妈此阶段一般不超过 20 小时，经产妈妈不超过 14 小时。

**活跃期：** 活跃期是指宫口扩张 5cm 以上至宫口开全，进入活跃期后宫口扩张速度加快。正常情况下，活跃期宫口扩张速度每小时超过 0.5cm。根据新产程标准，活跃期停滞的诊断标准为：破膜后，宫口扩张 ≥ 5cm，宫缩良好但宫口停止扩张 ≥ 4 小时；如宫缩乏力，宫口停止扩张 ≥ 6 小时。

## 第一阶段能做和不能做的事

**能做的事**

变换姿势，尝试找到感觉舒服的姿势

阵痛时，最好大口呼气；鼻吸嘴呼，随着宫缩的强度调整呼吸的速度

按压、抚摸身体或用热水袋放在腰部，让产妇温暖一些，缓解疼痛

如果是白天，尽量坐起来，而晚上选择卧姿比较舒服

**不能做的事**

别高声喊叫，这会打乱缓解阵痛的呼吸节奏，消耗热量和体力，影响氧气供应

注意力一开始别太集中，不要详细记录什么，这会让准妈妈感到紧张、疲劳

如果闭上眼睛会让你感到头晕，还是睁开眼睛比较好

阵痛来临的时候不要过分用力，阵痛过去赶快松口气，释放一下紧绷的身体

# 第二产程：胎儿娩出期

## · 临床表现

**1** 宫口开全：经阴道、经肛门触摸不到宫颈边缘，此时宫口已开全，进入第二产程。

**2** 产生便意：当胎头降至骨盆出口压迫骨盆底组织时，产妇出现排便感，产妇不自主地向下屏气。

**3** 会阴渐膨隆变薄，肛门括约肌松弛。

**4** 胎头拨露：随着产程进展，胎头在宫缩时露出于阴道口，间歇期缩回阴道内，为胎头拨露。

**5** 胎头着冠：当胎头双顶径越过骨盆出口，宫缩间歇期也不再缩回阴道内，为胎头着冠。

**6** 胎头娩出：产程继续进展，胎头枕骨于耻骨弓下露出，出现仰伸，胎头娩出。

**7** 胎肩胎体娩出：胎头娩出后出现复位和外旋转，使胎儿双肩径与骨盆前后径一致，前肩、后肩相继娩出。随之胎体娩出，第二产程结束。

## · 产程的观察

### 1. 监测胎心

此期应勤听胎心，5～15分钟1次，密切监测胎儿有无急性缺氧，最好用电子胎儿监护仪，如发现胎心慢，应立即行阴道检查，再次评估，选择适当方式尽快结束分娩。

### 2. 胎头下降

胎头下降是第二产程重点观察的内容，第二产程胎头下降较快，如宫口开全1小时胎头仍未开始拨露，应寻找原因，警惕骨盆出口出现头盆不称。

---

### 马医生贴心话

**第二产程的关键点**

- 注意观察各个产程的变化，及时有效地处理各个产程中出现的特殊表现。

- 新的产程标准的改变：尤其是对于第一产程中，活跃期的临界点为宫口开大5cm。在此之前，应该尽量减少不必要的人工干预。而对于第二产程：初产妇产程不超过3小时（硬脊膜外阻滞下不超过4小时），经产妇不超过2小时（硬脊膜外阻滞下不超过3小时）。产程中一旦出现异常或干预指征应积极处理。

- 各产程均有相应的监护内容和处理措施。

- 及时发现及预防产后出血。

## · 产程处理

**1. 持续性地进行情感上的支持**，如赞美、鼓励、安慰、陪伴；减轻产妇的焦虑，树立分娩的信心。

**2. 鼓励自发性用力**，指导产妇在有用力欲望时才用力，保证每一次用力都能达到较好的效果，避免不必要的体能消耗。过度地用力并不能促进产程进展，因为可能会干扰胎头的下降和旋转，增加阴道助产和剖宫产率。

**3. 分娩的姿势**有半坐位式（常用）、直立式（近年使用率增加）。目前研究结果未能显示哪一个更理想，助产士应根据产妇的喜好进行鼓励和协助。

**4. 常用助产方法：**

■ **托会阴接生法**

当胎头拨露使会阴后联合紧张时，按常规会阴冲洗，消毒铺巾，助产者位于产妇右侧，左手大鱼际肌轻按胎头，帮助胎头俯屈，同时也控制出头过快，当胎头枕部在耻骨弓下露出时，助产者右手的大鱼际肌及手掌按于会阴体随宫缩起伏自然并向上托起，宫缩间歇时放松。

左手于拨露时帮助胎头俯屈，着冠后帮助胎头仰伸，并控制出头速度到胎头娩出，右手托会阴保护动作持续到胎儿娩出。当胎头娩出后不要急于娩出胎肩，先挤出口鼻内的黏液和羊水，待胎头进行外旋转并复位，使胎儿双肩径

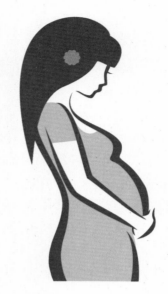

与骨盆前后径一致，左手食指、中指放于胎儿颈部两侧，向下向外牵拉帮助娩出前肩；然后帮助娩出后肩，紧接着娩出胎体。

■ **不托会阴接生法**

当胎头拨露使会阴后联合紧张时，按常规会阴冲洗，消毒铺巾，助产者位于产妇右侧，一只手置于胎头上方，宫缩时匀速控制胎头娩出速度，每次用力时以胎头露出阴道外口直径 < 1cm 为宜，控制胎头娩出速度的同时不要有协助胎头俯屈的动作，不干预胎头娩出角度和方向，胎头双顶径到达外口时，可稍作停留。

指导产妇张口哈气，避免用力，让会阴充分扩张，助产士右手五指分开，扣放于胎头上，控制胎头娩出速度，避免胎头娩出过快，双顶径娩出时不要刻意协助胎头仰伸，否则容易造成小阴唇内侧及前庭裂伤，对于产力好的

产妇则于宫缩间歇期用力让胎头缓慢娩出；待胎头完全娩出后迅速清理口鼻黏液，不急于娩肩，等待下一次宫缩，宫缩时双手托住胎头，嘱产妇均匀用力娩出前肩，娩肩时注意不要用力下压，以免增加会阴裂伤程度，前肩娩出后，双手托住胎头轻轻上抬缓慢娩出后肩。

不托会阴接生优点：在不增加产妇和新生儿风险的前提下，让助产变得更轻松，减少会阴侧切率，减少产后会阴不适。

- 关于会阴切开术

由于会阴后－侧切术较自然裂伤损伤盆底肌肉厉害，产时出血量较多，切口恢复时间较长，大多数产妇在产后较长时间会出现会阴部不适感，有的长达 6 个月，现不主张无明确指征的会阴侧切术。

会阴正中切开术虽避免了会阴后－侧切术的一些缺点，如剪开组织少、出血不多、术后组织肿胀及疼痛轻微，切口愈合快，但切口延长撕裂至肛门括约肌的风险比较大，胎儿大或接产技术不熟练时不宜采用。因此，主张严格掌握会阴切开指征。

会阴切开指征包括：

①会阴过紧或胎儿过大，估计分娩时会发生Ⅲ度撕伤；

②母胎有病理情况急需结束分娩者。

## · 第二阶段能做和不能做的事

### 能做的事

用力时，闭上嘴或低声呻吟，如果是张嘴，就很难用上力

分娩时，稍稍抬起上身蜷起身体，产道的角度会更利于分娩

给腹部施压时想象阴道口在打开，在脑中描绘胎儿正顺着产道逐渐下降的场景

在助产士嘱咐不要用力而又想用力时，可进行哈气、喘息、吹蜡烛的呼吸运动，缓解想要用力的欲望

### 不能做的事

用力时，要感觉到腹部的压力，而不是向上用力

身体别向后倾斜，否则会改变产道的弯曲角度，让胎儿更难通过

因担心大便出来而不敢用力，不配合医生，会导致胎儿滞留而缺氧

# 第三产程：胎盘娩出期

## ·临床经过

胎儿娩出后，宫底降至脐下，产妇稍感轻松，宫缩暂停数分钟后再次出现，促使胎盘剥离，原因是子宫腔容积明显缩小；胎盘与宫壁分离，胎盘后血肿形成，胎盘完全剥离而排出。

## ·产程的处理

包括新生儿处理、娩出胎盘、评估出血量及病情观察。

### 1. 新生儿处理

**阿普加评分：**新生儿断脐后再次清理呼吸道，同时对新生儿进行阿普加评分。评分为 8~10 分属正常新生儿，需简单清理呼吸道就可以了；评分为 4~7 分为轻度窒息，需清理呼吸道、人工呼吸、吸氧、用药等措施才能恢复；评分为 0~3 分缺氧严重，为重度窒息，需紧急抢救，行喉镜在直视下气管内插管并吸痰、吸氧。

**清理呼吸道：**断脐后继续清除新生儿呼吸道的黏液和羊水，以免发生吸入性肺炎，可徒手，也可用吸痰管或导管负压吸引。

**刺激发声：**呼吸道清理干净后，刺激新生儿啼哭，建立呼吸，可用手轻拍新生儿足底，新生儿啼哭后才开始处理脐带。

**脐带处理：**用两把血管钳钳夹脐带，在其中间剪断。

### 阿普加评分表

| 体征 | 评分 | | |
|---|---|---|---|
| | 0 | 1 | 2 |
| 心跳 | 无 | < 100 次 | ≥ 100 次 |
| 呼吸 | 无 | 浅慢不规则 | 哭声好 |
| 肌张力 | 松弛 | 四肢稍屈 | 四肢活动 |
| 喉反射 | 无 | 有些动作 | 咳嗽、恶心 |
| 肤色 | 全身苍白 | 躯干红、四肢紫 | 全身红润 |

### 2. 娩出胎盘

**观察胎盘剥离征象**：胎儿娩出后，子宫继续收缩，使胎盘完全剥离而娩出。胎盘剥离具有宫体变硬呈球形，宫底升高达脐上，阴道少量流血等征象。

**协助娩出胎盘**：正确处理胎盘娩出可减少产后出血的发生，接产者切忌在胎盘尚未完全剥离时用手按揉、下压宫底或牵拉脐带，以免引起胎盘部分剥离而出血或拉断脐带，甚至造成子宫内翻。当确认胎盘已完全剥离时，于宫缩时以左手握住宫底（拇指置于子宫前壁，其余四指放于子宫后壁）并按压，同时右手轻拉脐带，协助娩出胎盘。当胎盘娩出至阴道口时，接产者用手捧住胎盘，向一个方向旋转并缓慢向外牵拉，协助胎盘、胎膜完整娩出。

**检查胎盘、胎膜是否完整**：胎盘、胎膜娩出后将其铺平，先检查胎盘母体面，查看胎盘小叶有无缺损，然后将胎盘提起，查看胎膜是否完整，再检查胎盘胎儿面边缘有无血管断裂，能及时发现副胎盘。

若有副胎盘、部分胎盘残留或大部分胎膜残留时，应在无菌操作下伸手入宫腔取出残留组织。

### 3. 检查软产道

胎盘娩出后，应仔细检查会阴、小阴唇内侧、尿道口周围、阴道及宫颈有无裂伤，若有裂伤应立即缝合。

### 4. 预防产后大量出血

正常分娩大多数出血量不超过300mL，胎儿娩出后24小时内阴道流血量超过500mL则为产后出血。遇到产后出血史或易发生宫缩乏力的产妇（如分娩次数≥5次的多产妇、双胎妊娠、羊水过多、滞产）以及合并有凝血功能异常疾病的产妇，可在胎儿前肩娩出时给予缩宫素10U加于25%葡萄糖20mL内静脉注射，也可在胎儿娩出后立即经脐静脉快速注入生理盐水20mL内加缩宫素10U，均能使胎盘迅速剥离减少出血。

 马医生贴心话

#### 过了1小时以上胎盘脱落不全

如果胎盘剥离后，胎盘小叶数量不齐或胎盘边缘不光滑，说明可能存在胎盘残留。如果胎盘有部分残留在子宫中出不来，医生就会把手伸到子宫中把它牵拉出来，此时会伴随着疼痛，这是胎盘的用手剥离法。

若胎盘未剥离而出血多时，应行手取胎盘术，其步骤为：重新消毒外阴，将一只手并拢呈圆锥状沿着脐带通过阴道伸入宫腔，接触到胎盘后，即从边缘部位，手掌面向着胎盘母体面，手背与子宫接触，手指并拢以手掌尺侧缓慢将胎盘从边缘开始逐渐自子宫壁分离，一手置腹部按压宫底。

待胎盘已全部剥离后，用手牵拉脐带协助胎盘娩出，人工剥离胎盘后应立即肌内注射宫缩剂。

若胎儿已娩出 30 分钟，胎盘仍未排出，出血不多时应注意排空膀胱，再轻轻按压子宫及静脉注射宫缩剂，若仍不能使胎盘排出时，再行手取胎盘术。

若胎盘娩出后出血多时，可经下腹部直接注入宫体肌壁内或肌内注射麦角新碱 0.2 ~ 0.4mg，并将缩宫素 20U 加于 5％葡萄糖液 500mL 内静脉滴注。

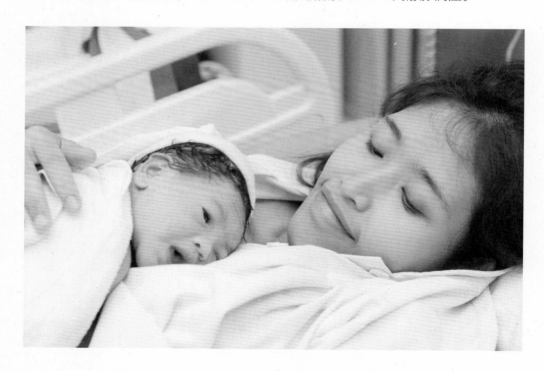

# 产后产房观察 2 小时做什么

为什么产妇生完孩子不是直接出产房，还要在产房多待两个小时？医生在这两个小时，都会对产妇做些什么呢？

## ·分娩后 2 小时，观察妈妈的什么情况

**1 生命体征**

产后，妈妈的身体虚弱，需要监测生命体征。如果脉搏增快且大于100 次 / 分钟，血压低于 90/60 毫米汞柱，就需要警惕妈妈是不是产后大出血。

**2 身体和精神状况**

产后，要观察妈妈是否口渴、乏力、神志清醒，还要警惕产后出血和羊水栓塞，及早发现危险状况，才能及时治疗。羊水栓塞：典型症状是呼吸困难、缺氧、血压和血氧饱和度降低。

**3 注射缩宫素**

缩宫素可以促进子宫的收缩，从而减少产后大出血的发生。

**4 查看胎盘是否完整**

在分娩之后 30 分钟之内，胎盘要从妈妈的体内排出，假如没有及时排出，就要进行手取胎盘。胎盘取出之后，医生要观察胎盘和胎膜是否完整。假如胎膜完整，胎盘残留，则需要进行刮宫手术。如果只是胎膜残留，可以等待妈妈自然排出体外。

**5 检查会阴、阴道有无血肿**

**6** **定时按压及测量宫底高度，预防产后出血**

在分娩过后的每 30 分钟，助产士都会按压妈妈的下腹部，找到子宫的轮廓，并且按压及测量宫底高度。然后通过观察按压子宫后的出血量，来发现产后是否出血。顺产的产妇，在产后 24 小时内，出血量 ≥ 500 毫升，就已经算是产后出血了。产后出血 80% 发生在产后 2 小时内，所以在产房的这 2 小时的观察就尤为重要。

**7** **喂奶以及促进母子亲情**

产后的 1 小时内，医生会让宝宝趴在妈妈胸口半小时左右，这样可以促进母子的感情交流，还能够让宝宝产生安全感。分娩后 1 小时左右帮助宝宝尽早开奶，还有利于实现母乳喂养。助产士还会教妈妈怎么照看宝宝的呼吸，防止妈妈由于过于疲惫，睡着后压迫到宝宝。

**8** **观察膀胱是否充盈**

胎盘分娩出之后，会阴伤口缝合好，医生会让妈妈多喝水，并且尽快进食，促进排尿，妈妈在分娩后的 4 小时内，如果自主排尿失败，需要留置导尿管，让膀胱能够逐渐恢复。

## ·产后观察处理

**1** 观察子宫收缩情况：每 30 分钟评估一次，如有宫缩乏力、阴道出血量多等情况需及时处理，如使用缩宫素、按摩宫底等，防止产后大出血。

**2** 观察生命体征，及时发现产后血压升高，防止产后子痫发生。

**3** 观察患者临床表现，如有寒战、呼吸困难、血压下降等表现时，应警惕产后羊水栓塞。

**4** 鼓励产妇多喝水，尽早排出小便，以免产后尿潴留。

**5** 产后 30 分钟内让妈妈和宝宝早接触，让宝宝早吸吮。

# 第3节

# 经产妇的正常产程

## 二胎产程比头胎快

二胎分娩前兆有哪些？

**1** **宫底下降**。胀大的子宫开始下降，减轻了对膈肌的压迫，孕妇会感到呼吸困难得到缓解，胃的压迫感消失，食欲增加。

**2** **腹坠腰酸**。胎头下降使骨盆受到的压力增加，腹坠腰酸的感觉会越来越明显。

**3** **大、小便次数增多**。胎儿下降，压迫膀胱和直肠，使小便之后仍感有尿意，大便之后，也不觉舒畅痛快。

**4** **分泌物增多**。自子宫颈口及阴道排出的分泌物增多。

**5** **胎动减少**。胎动此时不那么明显，不要为此感到不安，这是由于胎位已相对固定的缘故。但如持续 12 小时仍然感觉不到胎动，应马上接受医生诊断。

**6** **体重增加停止**。有时甚至有体重减轻现象，这标志着胎儿已发育成熟。

**7** **子宫发生频繁、不规则的阵痛**。即假宫缩。从孕 28 周开始，腹部会时常出现假宫缩。如果孕妇较长时间地用同一个姿势站或坐，会感到腹部一阵阵地变硬，这就是假宫缩，其特点是出现的时间无规律，程度也时强时弱。临产前，由于子宫下段受胎头下降所致的牵拉刺激，假宫缩的情况会越来越频繁。

**8** **见红**。从阴道排出含有血液的黏液白带称为"见红"。一般在见红几小时内应去医院检查。但有时见红后仍要等 1～2 天，有时甚至是数天之后才开始出现有规律的子宫收缩。

**9** **破水**。由于子宫收缩加强，子宫腔内压力增高，促使羊膜囊破裂，囊内清亮淡黄的羊水流出。一般破水后很快就要分娩了，应立即让产妇取平卧姿势送往医院分娩，千万不可直立或坐起，以免脐带脱出，造成严重后果。

# 二胎宫缩更疼的缓解办法

## · 为什么二胎更疼

由于第一胎时子宫肌肉第一次收缩，肌肉紧实且富有弹性，回复至正常长度较容易。到第二次妊娠期间，由于肌纤维在第一次妊娠中已经有了一定的损伤，产生疤痕，疤痕收缩的疼痛感远远比正常肌肉组织收缩感更痛。

## · 二胎更疼有什么影响吗

类似于气球，吹过一次的气球表面出现纤维断裂，更不容易恢复到原来大小。对于有剖宫产手术史的二胎妈妈，由于头胎时子宫肌壁损伤，子宫的缩复能力降低，容易造成子宫收缩乏力，引起产后出血。因此，即使是宫缩更痛，产后仍需要使用宫缩剂预防产后出血。

## · 二胎宫缩更疼的预防措施

1. 产程中可以使用无痛分娩降低疼痛感觉。但是，由于经产妇宫口扩张 3cm 后产程较快，有的时候镇痛刚起作用宫口已经开全，因此可以适当提早使用无痛分娩。

2. 产后适当使用镇痛药物。顺产者可以使用止痛药物，剖宫产者使用镇痛泵虽然对宫缩痛仅起到部分缓解，但仍能改善子宫切口和腹壁切口的疼痛，显著减轻产后疼痛不适。

3. 舒缓紧张情绪，保持愉悦心情。亲人的关注、心理的辅导、言语的安慰，以及针灸、艾灸、足部按摩都可能缓解剖宫产术后不适。

# 生二胎需注意的事

由于现代社会二胎政策的开放，很多家庭有生二胎的准备，但很多孕妇认为自己已经有了生产的经验，所以容易掉以轻心，其实生二胎的准备工作还是应该仔细做到位，那么生二胎要注意什么呢？

## · 关注身体变化

**1** 妈妈多半会发现自己这次比上次显怀的时间早，而且感觉到宝宝胎动的时间也比怀第一个宝宝时早几周。

**2** 对很多女性来说，怀二胎时孕吐没有上次那么严重。不过，当然了，并不是每个人都如此。你第一次怀孕时出现过的静脉曲张、痔疮或者漏尿等症状可能还会发生，但至少你这次更清楚该怎么处理了。

**3** 你可能发现你的骨盆关节痛得比怀第一个宝宝时更早、更厉害。再次怀孕使你的骨盆关节承受了很大的压力。因此在这次孕期里，你要非常注意自己的姿势。

**4** 如果你第一次怀孕时有并发症，比如妊娠糖尿病或者产科胆汁淤积症，第二次怀孕很可能还会得这些病。不过，你现在知道自己怎样控制饮食、服什么药物以及看哪位专家了，所以你和医生都能够更有效地控制你的病情。

## · 注意情绪变化

你可能会发现，自己这次很担心会再发生第一次怀孕或生产时出现过的问题。也许上次这些问题解决的时候，你已经把这些不好的经历都藏到记忆深处了，但是由于再次怀孕，这些经历又重新浮现脑海。

## · 做好思想准备——身材问题

对于很多待产妈妈来说，产后身材的恢复让人很是头疼。一胎可能已经很折磨你的身材，为了从产后恢复到从前的样子，你也已经尝试过多种努力，如果再让你受一次折磨，做好充分的思想准备十分必要。

# 分娩期间注意事项

## 如何配合助产士

临产的产妇面对即将到来的生产过程，心情既兴奋又担心，难免精神紧张，焦虑不安。其实自然分娩是一个很自然的生理过程，只要能放松情绪，好好配合助产士，通常都能顺利地生出可爱的宝宝。那么，在产前、产中、产后，孕妇应该如何配合助产士的工作呢？

### · 第一产程（产前），适度活动、补充体力、适时排尿

**1** **适度活动：** 第一产程是大战来临前孕妇养精蓄锐的时候，因此热身很重要。如果胎膜没有早破，或者胎膜虽然已经破裂但胎儿先露已经衔接，孕妇的宫颈口小于 4 厘米时，我们鼓励孕妇多离床活动，适度的活动的好处在于，由于胎儿的重力作用可以使胎头对宫颈的压力增加，宫颈扩张加快，加速产程的进展。我们就曾遇到过，本来胎儿是臀位，但是孕妇在产房里走了 2 个小时后，竟然变成了正常位，省去了剖宫产的那一刀。

**2** **补充体力：** 分娩对每个产妇来说，都需要耗费极大的体力。产妇的正常产程一般需 12~16 个小时，总共要消耗 6200 千卡热量。因此产妇在临产前要多补充些高热量、易消化的食物，诸如巧克力、鸡蛋之类的。以保证有足够的力量促使子宫口尽快开大，顺利分娩。

**3** **适时排尿：** 孕妇应该每隔 2~4 小时排尿 1 次，减少膀胱对于子宫的压迫，以防盆腔过分充盈妨碍胎儿先露下降。

## · 第二产程（产中），一切行动听指挥

其实，产妇们在生产的时候，要做好的就是两点：

1　宫缩时深吸气后屏气，然后如排便样向下用力以增加腹压。宫缩间歇时，自由呼吸并全身肌肉放松。

2　当胎头已经嵌在阴道口即胎头着冠后，宫缩再来时，产妇应张口哈气，听从助产士指挥用力，防止会阴损伤。

有些产妇，很有个性，该休息的时候，她偏偏使劲儿，该使劲的时候，却没力气了，完全就事倍功半了。

## · 第三产程（产后），坚持配合到底

从胎儿娩出至胎盘娩出的时间，一般几分钟到 30 分钟内，超过 30 分钟则为异常，需医生特殊处理。

1　**会阴缝合：**宝宝生出来后妈妈就可以暂时先休息，没其他特殊情况的话只需配合助产士进行会阴缝合即可。

2　**与宝宝初次相见：**医生会进行新生儿处理，妈妈在产床上听到新生儿的啼哭后，会有满满的成就感和幸福感，悬着的心也终于放下来。医生还会把宝宝抱到妈妈身旁，让妈妈确认性别，然后将宝宝足底印和妈妈手指印留在新生儿病历上。
这个仪式对妈妈来说，像是漫长生产过程圆满结束的颁奖礼，妈妈要尽情享受这一刻，珍惜和宝宝的初次见面。

# 加速产程的体位

胎儿要从妈妈体内出来，必须在子宫收缩作用下一点一点地通过骨产道和软产道，所以分娩过程需要一定的时间，这也是一个自然的生理过程，大多数胎儿会顺利娩出。

骨产道即骨盆，胎儿通过产道时，为适应骨盆各平面的不同形态，会被动地进行一系列适应性转动。而胎儿完成这些转动，完全是由产妈的宫缩力和产道阻力共同作用帮助其完成的。因此，待产时产妈可以通过变换一些体位，帮助胎儿旋转，来加速产程，还能减轻产痛。

## · 加速产程的体位

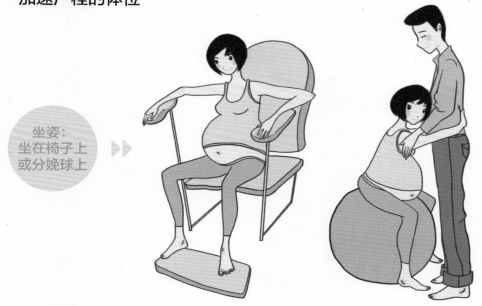

坐姿:
坐在椅子上
或分娩球上

坐姿是指准妈妈坐在椅子上或分娩球上，能利用重力下降，促进胎儿头部进入盆腔。如果准妈妈坐在分娩球上，可以借助球的弹性上下颠球，这种运动加速产程的效果不错。

**盘腿坐着：**准妈妈坐在椅子上，腰背部挺直，两脚掌合上并尽量向会阴部拉近，保持足跟靠近臀部，缓慢放低两膝或用双手向下按压膝盖，可以拉伸骨盆和大腿的肌肉，改善分娩的体位，增强骨盆的柔韧性。

如果准妈妈感觉这个动作较难，可以通过靠墙支撑后背，尽量保持后背挺直。

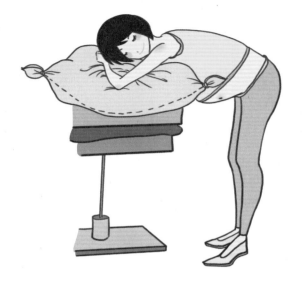

站姿可以利用地心引力使胎儿的头部下降到盆腔内，还能促进准妈妈体内分泌更多的内啡肽物质，能减轻疼痛感，促进宫缩，缩短产程。

**待产期间多走动：**有些准妈妈宫缩时可能会觉得走走更轻松，家人可以扶着准妈妈的手，给她依靠。当宫缩开始时，准妈妈可以面对陪产者，用双手抱住陪产者的脖子，将头放在他的肩膀上，支撑起身体，然后摆动臀部，能让自己平静下来。准妈妈也可以背靠在陪产者身上，让他用双手抱住自己的腹部，同时也可以摆动臀部。

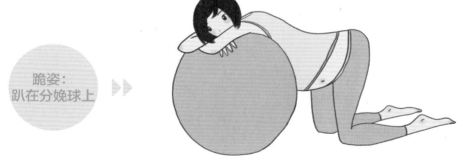

跪姿是指准妈妈将手放在床上、椅子上或分娩球上，双膝跪地，两腿分开，能促进胎头的下降和转动。

**跪姿上下左右摇摆骨盆：**准妈妈可以用双手和双膝支撑身体，让头和躯干保持在同一水平线上，保持 5 秒后，轻轻上下左右摇摆臀部，放松腹部和背部，身体后移，坐在足跟部休息。

这个动作能加强腰部肌肉，还能减轻顺产时背部疼痛。准妈妈也可以坐在分娩球上，前后左右旋转臀部，或者上下颠球，既能促使胎头下降，还能减轻分娩痛带来的不适。

# 如何对付阵痛

阵痛和普通疼痛的感觉不同，阵痛是逐渐变强的，疼痛增强就说明胎儿要出生了，面对节奏越来越快的阵痛，不要恐慌，好好学习以下缓解阵痛的方法。

**将阵痛变为分娩的动力** ▶▶

胎儿的娩出需要借助阵痛的力量，可以选一些姿势帮助推进分娩，将阵痛很好地利用起来，成为分娩的动力。

**可以不断调整姿势：**不能完全躺着，要不断调整姿势，找到使自己处于舒适状态的姿势，如侧卧、正坐、盘腿等。阵痛的间隙休息一下，等待下一次阵痛的来临。

**利用重力对付阵痛** ▶▶

在等待分娩的过程中，站立、坐在椅子上、蹲着、挺起上身的姿势等都能利用重力加速胎头下降，从而在一定程度上缩短阵痛时间。如果宫颈口已明显张开，则不宜采取以上姿势。

可以适当下床活动，有促进分娩的效果。散步的时候，可以试着听歌哼歌，恢复精神。所有这些都会比静卧更舒服。

**让身体动起来** ▶▶

阵痛一波接一波，相比静卧，让自己的身体动起来能分散注意力，还能加快产程。

**盘腿坐打开骨关节** ▶▶

两脚相对，双手放在膝盖上适当向下施压，可以缓解阵痛，还可以打开骨关节，使胎儿顺利产下。

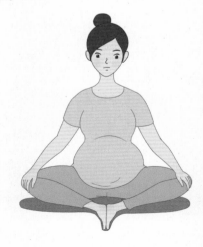

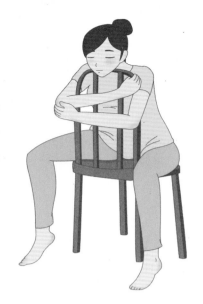

**抱住椅子靠背坐着** ▶▶ 　　像骑马一样坐在椅子上，两腿分开，双手抱住靠背，低头。如果医院有摇晃的椅子，前后摇动，能减轻疼痛，减少腰部负担，有利于产道扩张。

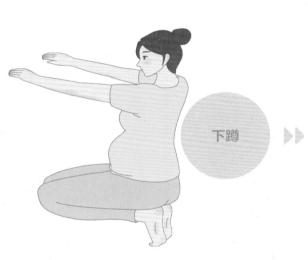

**下蹲** ▶▶ 　　双脚打开，双臂向前伸，可以使骨盆关节打开，重复站立和蹲下的动作，调节呼吸，缓解阵痛。推荐在阵痛不怎么强的时候进行。跟同伴一起做会很放松，还可调节心情。肚子比较大的产妈要注意安全，最好扶着椅子的靠背慢慢地站立、蹲下。

　　下蹲的动作要领：扶着椅子的靠背，膝盖一边向外开，一边重复着下蹲、起立的动作。扶着丈夫或其他陪产者也可以做。

**抱住丈夫** ▶▶ 　　让丈夫抱住自己。坐在自己的足跟部上，双手抱住丈夫的肩膀。除了丈夫，也可以选择其他对你很重要的人，这样能放松心情。

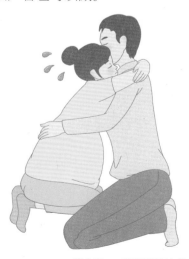

**上身采取稍挺起的靠卧姿势** ▶▶ 调整床的倾斜度，或用枕头、坐垫使上身稍微挺起。这种靠卧姿势比完全仰卧更容易克服疼痛。可以自己尝试着去调整床头抬高的角度，找到最舒服的半坐卧位。

**利用网球推高肛门** ▶▶ 不能用力却想用力时，可把网球抵在肛门到会阴的部位，然后坐在上面。也可以利用手指压迫。

**把体重负荷在墙上** ▶▶ 手压着墙壁，身体前倾，将体重负荷在墙壁上。由于是站立的姿势，故有助于胎头下降。

**扭腰** ▶▶ 慢慢扭腰能促进分娩，缓解阵痛。此外，阵痛变强后，这个方法可以帮助产妈有效缓解疼痛。

扭腰的动作要领：两脚分开与肩同宽，一边深呼吸、闭上眼睛，一边唱歌，同时前后左右适当扭腰、摇摆臀部。

**补充热量** ▶▶ 忍受疼痛会消耗一些体能，可以利用阵痛的间歇补充热量，但别吃冷的或油腻的食物，也不要过多进食。可吃些容易消化的食物或喝一些补充体力的饮料，如豆浆、温牛奶、蜂蜜水、运动功能饮料等。

**泡脚** ▶▶ 血液循环不畅会加剧子宫收缩时的疼痛感。可以采用温暖足部的方法改善血液循环，如穿上保暖的鞋子、温水泡脚等，促进血液流通，减轻疼痛。

# 有节奏地用力

产妈在阵痛期间的呼吸要根据宫缩特点，慢慢地、有节奏地进行，这样能有效缓解疼痛。一有宫缩就开始用力，在宫缩疼痛顶峰时使最大的劲儿，一次宫缩最好能有 3 次以上的发力过程，这样才是有效的，产妈也不至于白疼一次。即使产妈不知道怎么用力也不要慌张，医生、助产士会指导你用力，共同促进宝宝娩出。

## · 半仰卧位——向下用力

现在大多数医院采用躺在产床上，向下用力的半仰卧位的分娩姿势，方便观察分娩进程，遇到紧急情况，可以第一时间采取应对措施。但这种姿势可能会导致子宫压迫腹主动脉、下腔静脉，母体血液循环不畅，影响胎儿血氧供应。为了避免这一问题，产妈可以将腿弯曲、背部仰起 20～30 度的姿势，这样肚子可以用上力，也不会影响血液流通，还方便观察会阴部的状态。

### 视线：关注肚脐周围

产妈要把关注点放在肚脐周围，尽量不要闭眼，不要看着天花板，也不要扬起下巴，否则会影响用力。

## 马医生贴心话

### 分娩时自然地用力

当宫颈口完全打开时，产妈自然会有一种要用力的感觉，这时遵循医生的指导，下巴往回缩，眼睛看肚脐，腰背部与产床贴紧，大腿向两边打开，尽量多地曝露出会阴部，双手往后拉扶手，脚往下踩脚踏板，憋气，用腹压往下用力。一般来说，经产妈妈经十几分钟到 1 小时，初产妈妈经 1～2 小时，就能将宝宝娩出。

强烈的阵痛到来时，产妈也不要慌张，应该遵循医生的指导来用力。即使有丈夫的陪伴，自己也要有意识地调节呼吸积极用力，促进分娩。

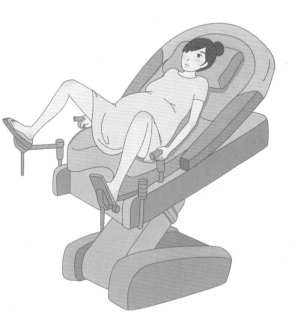

### 手和脚：手握紧，双膝打开

产妈用力时，双手要紧握产床两边的把手向上向后用力，两腿尽量分开，膝盖向外侧倾斜，给宝宝出生让道，避免将大腿合并，否则会导致产道关闭。

### 臀部：感觉特别想大便的时候，加大用力力度

当腹部用力时，肛门附近会有被压迫的感觉，类似排便，当便意特别强烈时，可加大用力，促进分娩。

### 背部和腰部：腰不要弯，背部要完全下垂

产妈在遭遇阵痛时，后背和腰部要躺在产床上，可适当弯曲，弯曲程度以你能看见肚脐为宜。如果过度弯曲，会导致产力向身体两侧分散，减小产力，不利于分娩。

## 侧卧位——横向用力

### 脚用力蹬是必要的

当产妈采用侧卧位或半坐卧位分娩时，脚要蹬在墙壁或脚踏板上，这样才方便向下用力。

### 握紧把手

双手紧握住产床两边的把手，能利用作用力与反作用力的原理，协助用力。

### 感觉后背弓起

当产妈选择侧卧位分娩时，后背弓起能缓解疼痛。

当产妈选择侧卧位分娩时，一般会选择左侧卧位。

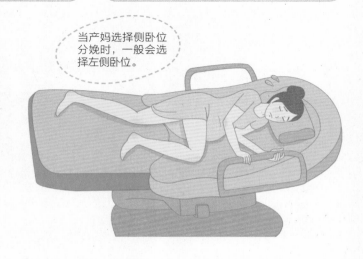

<table>
<tr><td align="center">优点</td><td align="center">缺点</td></tr>
</table>

| 优点 | 缺点 |
|---|---|
| ▪ 提高宫缩有效性。<br>▪ 能让会阴部放松，防止会阴部裂伤，还能减轻长时间阵痛带来的疲惫，获得良好的休息，减轻腰背部受压引起的不适。<br>▪ 子宫不会压迫血管，不会引起母体血压下降，利于母子的血氧供应。 | ▪ 胎头出来时，为了方便接产人员操作，必须支撑起一条腿，易使陪产人员身体劳累。 |

## · 其他分娩姿势

### 坐位分娩：利用重力促进顺利分娩

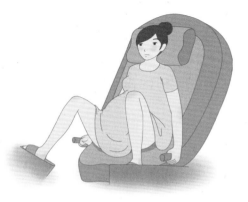

支起上半身，让产道沿着重力的方向，这样容易用力，且不会压迫大静脉，能保证宝宝充足的血氧供应。此外，需要提醒的是，后背一定要紧靠产床得到支撑，保证分娩的安全性，并促进分娩用力。

### 蹲位分娩：避免过度用力

同时利用重力和上身压力加速胎头下降，还能改善全身的血液循环，减小心脏负担。

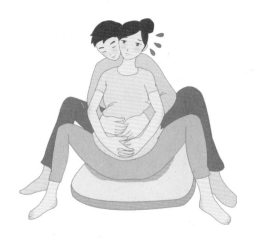

### 跪位分娩：抱住物体采取舒服姿势

双膝跪地，与肩同宽，可有效缓解宫缩带来的腰背部不适，比较适合宝宝比较大的分娩情况。而且也便于助产人员的操作，可以直接从后面接住出生的宝宝。这种分娩姿势下，可以让丈夫抱住自己的后背，获得满满的安全感。

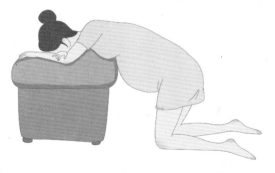

# 分娩期的镇痛

## 解惑分娩镇痛

分娩镇痛毕竟是使用了麻醉药物，很多产妇担心会对胎儿及自身健康产生影响，下面将对几个突显的问题进行解惑。

**1**

**硬膜外穿刺是否会损伤我的脊椎？**

操作过程均由训练有素的麻醉医师施行，其位置位于下腰椎处，较为安全。

**2**

**分娩镇痛是否对胎儿有伤害？**

施行分娩镇痛，是以维护产妇及胎儿安全为最高原则。分娩镇痛的药物浓度大约只有剖宫产的五分之一，经由胎盘吸收的药物量微乎其微，对胎儿并无不良影响。

**3**

**分娩镇痛是否会延长生产时间？**

分娩的阵痛常造成产妇的紧张和恐惧，打击其自然分娩的信心。从某种程度上来说，分娩镇痛让产妇能在无痛的状态下经历阴道试产，松弛盆底肌肉的紧张度，有利于产程进展。

**分娩镇痛是否真的完全不痛?**

4 实施分娩镇痛还是要让产妇保留一阵阵腹胀的感觉,因为进入第二产程以后,产妇需要靠这个感觉用力。从技术上讲,我们完全可以做到无痛,但它不是一个最佳的方法,因为可能会影响子宫的收缩而导致产程延长,因此会保留轻微的子宫收缩感。

---

**分娩镇痛是否影响产后哺乳?**

5 分娩镇痛因用药剂量少,通过胎盘的药剂量很少,药物很快就会被代谢掉,对哺乳没有影响。

---

**使用分娩镇痛后是不是就只能顺产了?**

6 产程中会有一些不可预测的因素,如胎儿的因素,胎儿宫内缺氧,胎头旋转不好而不能与骨盆径线很好地衔接,胎头不下降等,经医生处理后无进展,则需剖宫产,但分娩镇痛本身不会增加剖宫产的概率。

---

**分娩镇痛产后会痛吗?**

7 分娩镇痛的穿刺装置可以作为产后镇痛的通路,如有会阴部侧切的产妇可以缓解切口的疼痛,对产后子宫收缩痛亦有镇痛作用。

---

**分娩镇痛的费用高吗?**

8 分娩镇痛所使用的药物为经典的麻醉药物,一般情况下,顺利的自然分娩住院费用最低,应用硬膜外分娩镇痛后费用较自然分娩增加1000元左右,剖宫产术费用是自然分娩费用的 2~3 倍。

# 非药物性镇痛法

为了促进自然分娩，倡导回归自然的分娩理念，提升助产水平，保障母婴安康，一些医院在产程中开展自由体位待产，并使用导乐分娩。导乐分娩即产妇在分娩的全过程中有导乐师陪伴，并能持续地给予生理和情感上的支持以及必要的信息和知识，使产妇感到舒适、安全。在这种情况下再配合使用安全、有效的非药物导乐分娩镇痛仪，有助于产妇有一个顺利和满意的分娩经历和结果。

## · 导乐辅助工具减轻分娩疼痛

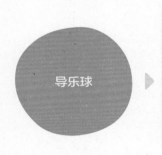

**作用：** 减轻阵痛、避免肌肉紧张、分散注意力、帮助宫口扩张、缓解腰部不适。

**操作说明：** 孕妇排空小便，穿宽松式衣服，缓缓坐在导乐球上方，保证臀部和球有较大面积的接触。在宫缩间歇期，采用靠、坐、趴等自由体位让导乐球与皮肤接触，通过导乐球的上下起伏或左右摆动让骨盆处于放松状态，缓解疼痛等不适感。

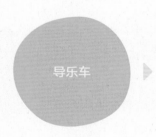

**作用：** 加速胎儿下降、促进宫口扩张。

**操作说明：** 使用时双手扶好导乐车的支架或者扶手，上身前倾、缓慢向前行走。或者固定好刹车，双手紧握分娩车的海绵托，缓慢进行下蹲动作。当宫缩剧烈时，可以停下来休息，宫缩过后再起来散步。

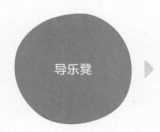

**作用：** 有助于放松会阴部，打开骨盆。

**操作说明：** 孕妇排空小便，穿宽松式衣服，慢慢下蹲坐到导乐凳上，双腿分别跨到导乐凳两侧，尽量打开双腿，双手握牢导乐凳两侧的把手。

## · 其他分娩

对于很多产妇来说，水中分娩是最简单的能够让你感到很放松的分娩方式。在水中，由于浮力的作用，可以有效地帮助肌肉放松，并支撑你的肌肉和骨骼，缓解痛苦。水中分娩比较快，能减少对母亲的伤害和婴儿缺氧的危险；母亲便于休息，便于翻身，而且36～37℃的温热水可减少分娩时的痛苦。但不是每个产妇都适合水中分娩，有心脏病，产前出现胎膜早破，有难产倾向和有内脏并发症的产妇不能在水中分娩。

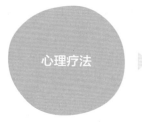

主要包括：
①帮助孕妇和家属消除紧张情绪；
②镇痛呼吸技术；
③按摩法；
④压迫法。

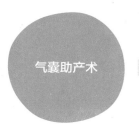

这项技术具有"仿生性"，符合自然分娩生理规律。正常分娩主要靠子宫收缩力及腹肌力量，克服扩大宫颈口、阴道及盆底肌层组织的阻力，使软产道达到胎头大小，保证胎儿顺利通过产道。气囊助产术在此过程中起辅助作用。

# 药物性镇痛法

分娩镇痛是在保障产妇及胎儿安全的原则下，用药物或精神疗法减少产妇在分娩过程中的疼痛。目前分娩镇痛多采用硬膜外麻醉，采用病人自控镇痛（Patient Controlledan Algesia，PCA）方式可使产妇的运动阻滞最小。分娩镇痛可以让准妈妈们不再经历疼痛的折磨，减少分娩时的恐惧和产后的疲倦，让她们在时间最长的第一产程得到休息，当宫口开全时，因积攒了体力而有足够力量完成分娩。

分娩镇痛分为药物性镇痛与非药物性镇痛，其中药物性镇痛最为常用，一般有三种方法：

即用安定、杜冷丁等药物使产妇达到镇静、安眠的作用，但在胎儿娩出前 4 个小时禁用，会影响新生儿呼吸。

---

硬膜外腔阻滞麻醉是最理想、最常用的一种，由麻醉医师将一根精细的导管置入产妇硬膜外腔，采用持续性滴注或间断性推注的药物注射方式，直至生产完成，胎儿娩出。目前公认最有效、安全的分娩镇痛方法是硬膜外腔阻滞麻醉，这种操作需由有经验的麻醉医师进行。

硬膜外腔镇痛可在分娩第一阶段中任何时候使用，但过早镇痛可能会使产程延长。一般在第一产程末期，宫口开大到相应指标时进行穿刺。常用的药物为布比卡因、利多卡因、罗哌卡因。

---

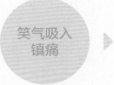
即通过吸入笑气对产妇产生镇痛作用，停止吸入后数分钟作用消失，产妇始终保持清醒，能主动配合至完全分娩，但效果比硬膜外麻醉差。

# 分娩镇痛可能带来的影响

分娩镇痛既有有利的一面也有不利的一面，下面具体分析分娩镇痛的优点和缺点，供各位准妈妈参考。

## 优点

- 能够提高产妇的自控能力和自信心，产妇更安全。
- 减少器械助产，降低误吸的风险。
- 消除分娩痛反射对机体的影响，对产程及母婴无明显影响。
- 产妇整个过程清醒，可参与生产。

## 缺点

- 低血压时可造成子宫胎盘灌注不足。
- 起效较慢，需10~30分钟。
- 可能发生局麻药的毒性反应。
- 可能出现头痛、发热、低血压等并发症。

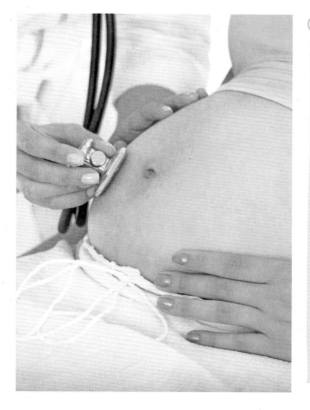

### 马医生贴心话

**分娩镇痛的禁忌证**

分娩镇痛虽好，却并不是人人都适合，如出现以下情况属于禁忌证。

1. 椎管内阻滞的禁忌证，如穿刺部位感染、败血症、菌血症、凝血功能异常、颅内压增高等。

2. 产科异常情况，如脐带脱垂、持续性宫缩乏力或宫缩异常、前置胎盘、头盆不称及骨盆异常等。

分娩镇痛的适应人群虽然很广，但是还是需在产科和麻醉科医生认真检查后才能知道产妇是否可以采取这种分娩方式。

## 顺产的"痛点"

### · 子宫收缩痛

子宫收缩的疼痛贯穿整个分娩过程，是准妈妈害怕顺产最主要的原因。但你知道吗？若没有疼痛这个"外援"鼎力相助，胎儿很难顺利地从妈妈体内娩出。

子宫的每一次收缩，都会让准妈妈感到：痛！痛！痛！而且疼痛的程度会逐渐加强：初期，疼痛程度像用刀切割皮肤一般；而到了后期，疼痛可达剧烈疼痛的级别，就像全身多处的骨头被折断一般。

---

### 止痛良方

#### 无痛分娩

想必大家对无痛分娩已有所耳闻，它是在分娩初期，将麻醉药通过软管慢慢输入到准妈妈的身体里，来达到缓解分娩痛的目的，它能使宫缩痛降低80%。

#### 使用正确呼吸法

当阵痛来临时，准妈妈可以试试调整呼吸，也可以有效缓解疼痛哦。

节奏性的呼吸为何可以缓解疼痛呢？因为在调整呼吸的过程中，准妈妈会把注意力从疼痛转移到对呼吸的控制上，同时提高准妈妈呼吸的效率，有助于改善产妇的镇静程度以及休息质量，从而增强对分娩痛的"抵抗力"。

---

### · 私处损伤痛

胎儿在经过窄窄的产道时，势必会对它造成压迫，使子宫下段、宫颈、阴道、会阴受到牵拉和损伤，所以在分娩后期，准妈妈会阴部有剧烈刀割样疼痛，或针刺样锐痛。

如果胎儿太大，体重≥8斤（4kg），或者是准妈妈发生急产（分娩过程少于3小时），还有可能面临会阴侧切、会阴撕裂所带来的疼痛。

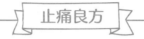

### 止痛良方

#### 控制好体重

孕妈控制好自己的体重，也是在控制胎儿的体重。孕期体重增长多少最健康，因准妈妈孕前体质指数而异，可以参考这个公式：孕前体质指数（BMI）= 体重（kg）/ [身高的平方（m²）]

举个例子，如果准妈妈的身高1.6m，体重50kg，那其体质指数 BMI=50÷（1.6×1.6）≈ 19.5，孕前体重属于正常，在孕期的总增重应控制在 11.2~15.8kg 之间。

#### 孕期加强盆底肌肉的锻炼

通过锻炼加强盆底肌肉的力量，可以使准妈妈在分娩中更容易控制会阴处的肌肉。可以试试在排尿时突然停止排尿，找到盆底肌的发力点。在日常练习中收缩盆底肌肉 10 秒，然后放松，这样重复 10~20 次，每天至少做 3 次。

#### 分娩时配合医生

在分娩过程中不要大喊大叫，注意保存体力。宫口没开全之前，千万不要过早向下用力，以防宫颈水肿。上产床后，要听从医护人员的指挥，该用力时使劲用力。

## · 产后宫缩痛

不论是顺产还是剖宫产，大部分准妈妈要经历这种产后痛，它跟分娩阵痛一样，都是子宫间歇性收缩引起的，目的是帮助子宫止血，促进子宫内残余的血块排出，有利于子宫的恢复。不过，与分娩时的宫缩痛相比，这时的疼痛已经是浮云啦。

### 止痛良方

#### 热敷腹部

产后宫缩痛通常在分娩 3~4 天后会自行消失，一般不需要特殊处理。如果感觉疼痛难忍，可以热敷腹部，或者在医生指导下使用镇痛药物。

# 剖宫产的"痛点"

## ·肚皮伤口痛

胎儿头颅的最大横径有 10cm 左右，为了能把他顺利地从准妈妈的肚皮里解救出来，剖宫产刀口一般也要 10cm。是不是想想都疼？

好在手术过程中有麻药这个"灵丹妙药"，能让准妈妈感觉不到痛，只有肚子被拉扯的感觉。不过麻药效果过去后，刀口所带来的疼痛就会接踵而来，而且手术当天晚上最为剧烈难忍。

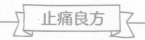

### 止痛良方

#### 利用好止痛泵

在剖宫产手术快结束时，可以要求麻醉医生给你一个"止痛神器"——止痛泵，它里面装有的麻醉药通常可以帮你减轻至少 50% 的疼痛。

#### 正确使用束缚带

正确使用束缚带可以帮产后妈妈固定伤口，防止咳嗽、活动时腹压增高而导致伤口裂开，以及通过局部缩紧压迫，防止切口渗血。总之，对剖宫产刀口的恢复好处多。

## ·插尿管疼痛

剖宫产的妈妈一般在手术前就要插导尿管，因为手术切口的位置离膀胱、输尿管很近，插上导尿管便于排空膀胱内的尿液，可防止手术过程中伤及"无辜"。

插导尿管啥感觉？大多数妈妈的描述是"有点胀痛"。在手术结束后，导尿管还要保留 24～48 小时，妈妈们在这期间翻身时要万分小心，如果不小心把导尿管拽下，就需要再次体验这种"酸爽"。

### 止痛良方

#### 牢记插尿管的注意事项

插导尿管时虽然不是很舒服，但是跟伤口痛比起来简直是小巫见大巫，因为导尿管是有弹性的，尿道也是有弹性的，妈妈们只要乖乖听医生的话，牢记插导尿管的注意事项，就能少受罪了。

# 第 3 章

## 产后 6 周怎么调养

# 产后第1天

## 妈妈身体情况

### · 乳房逐步开始泌乳

妈妈回到产房后，小宝宝也会被送到妈妈面前，这时小宝宝就开始噘起小嘴准备吸吮乳头了。有些妈妈会面临没有乳汁的情况，这很正常，不用着急，大部分妈妈是在产后1~3天才会有乳汁分泌。

### · 骨盆张力逐渐恢复

骨盆的主要功能是支撑身体的结构，同时保护子宫和膀胱。构成盆状底部的是一层肌肉，称为骨盆肌肉。不管顺产还是剖宫产，妈妈在生完宝宝以后骨盆都会变大。从今天起，骨盆肌肉张力会逐渐恢复，水肿和淤血也会渐渐消失。

### · 子宫回缩

子宫可以说是母体在怀孕、分娩期间体内变化最大的器官，它会从原来的50克一直增长到妊娠足月时的1000克。从今天开始，子宫会慢慢回缩，但要恢复到孕前大小，至少需要6周左右的时间。

### · 恶露大量排出

分娩后，妈妈会排出类似"月经"的东西（含有血液、少量胎膜及坏死的蜕膜组织），这就是恶露。

产后1~3天，护士和家人要密切关注妈妈的恶露情况，正常的恶露应该呈鲜红色，量较多，有血腥味。如果发现恶露颜色灰暗且不新鲜，有异味，并伴有子宫压痛，则说明子宫有感染，应该及时请医生检查，尽快控制感染。

 马医生贴心话

**恶露的排出有一个过程**

产后1~3天：红恶露，恶露呈鲜红色、量较多，有血腥味。

产后4~10天：浆液性恶露，为淡红色血液、黏液和较多的阴道分泌物。

产后2周后：白恶露，恶露中含有白细胞、胎膜细胞、表皮细胞等。

## 产后恢复措施

### · 侧切妈妈要每天用温水冲洗外阴 2 次

会阴侧切术虽然是一个小手术，但也需要打麻药，然后切开皮肤、皮下脂肪、黏膜肌层，麻药过后伤口会疼痛，更怕感染。所以，会阴侧切的妈妈在医院每天都有护士帮忙清洗外阴，如有必要，还会增加清洗次数。此外，妈妈每次便后要用消毒棉擦拭并冲洗外阴，注意擦拭应该由前往后，不能由后往前。

### · 侧切妈妈产后 1~2 小时出现严重疼痛，应及时通知医生

如果会阴侧切妈妈在产后 1~2 小时出现伤口严重疼痛，且越来越严重，并伴有肛门坠胀感，这可能是医生缝合时止血不够导致的，要及时通知医生。遇到这种情况，一般需要拆开缝线，消除血肿，止住出血点，然后重新缝合伤口。经医生处理后疼痛很快就会消失，且绝大多数伤口会正常愈合。

### · 顺产妈妈分娩后宜采取半坐卧姿势

经历了痛苦的分娩，看到了可爱的宝宝，完成了人生中的一件大事，这时大多数妈妈会感到非常幸福和满足。

与此同时，强烈的疲惫感袭来，好想睡一觉。但专家建议，自然分娩的妈妈产后不宜马上睡觉，应以半坐卧位姿势闭目养神，这样有助于消除产后疲劳，起到安神、缓解紧张情绪的作用。此外，这种姿势还能使气血下行，促进恶露的排出。

正常情况下，顺产妈妈宜在产后 6~8 小时坐起来，因为总是在床上躺着，容易降低排尿的敏感度，可能会妨碍尿液排出，引起尿潴留，甚至导致血栓形成。

 **马医生贴心话**

#### 减轻会阴疼痛，有哪些小妙招

可以通过改变躺着的姿势来减轻会阴疼痛，如果伤口在左侧，应当向右侧躺；如果伤口在右侧，应当向左侧躺。此外，家人可以帮妈妈准备柔软的坐垫，使用柔软的坐垫也可避免对会阴的挤压。每天使用热光源照射伤口，可以促进局部血液循环，加速伤口愈合，缓解疼痛。

### · 及时补水，产后 6~8 小时一定要解小便

自然分娩的妈妈第一次排尿非常重要。因为膀胱在分娩过程中受到挤压，会导致敏感度降低，容易出现排尿困

难，而充盈的膀胱会影响子宫的收缩，所以产后6~8小时最好进行第一次排尿，以防止发生产后尿潴留。

产后第一次排尿会有疼痛感，这是正常现象，妈妈不要担心，但如果实在排不出，或者有排不净感，需要及时告知医生。

**如何缓解排尿困难**

1 放松心情，多喝水，促进排尿

2 打开水龙头，诱导排尿

3 帮助妈妈按摩小腹下方

4 用热水袋敷小腹

### · 分娩后喝一碗暖暖的红糖小米粥

生完宝宝后妈妈身体虚弱，喝一碗红糖小米粥，养血补血，有利于身体恢复。因为小米含丰富的维生素 $B_1$ 和维生素 $B_2$，能够帮助妈妈恢复体力，刺激肠蠕动，增进食欲。且小米有滋阴养血的功能，可使产后妈妈虚弱的体质得到调养，帮助恢复体力。

红糖有温补、促进恶露排出的功效，可缓解腹冷、疼痛，有利于子宫收缩与恢复，是一种很好的补益食物。食用红糖小米粥对妈妈产后恢复非常好。

### · 一天吃5~6餐，可减轻胃肠道负担

产后妈妈的胃肠道功能还没有恢复正常，一顿不要吃太多，以免加重肠道负担，可少食多餐，一天可吃5~6餐。

 **马医生贴心话**

**吃几顿饭，要根据自身情况来定**

每个妈妈的食量不同，饮食习惯也不同，对于一天到底吃几顿饭，还要根据自身情况来决定，不能"一刀切"。

### · 按摩关元穴、气海穴，促进排尿

按摩关元穴能促进尿液排出，预防产后尿潴留的发生。关元穴位于前正中线上，脐下3寸，按摩时以关元穴为圆心，用左手或右手手掌做逆时针及顺时针方向摩动3~5分钟，然后随呼吸按压关元穴3分钟。

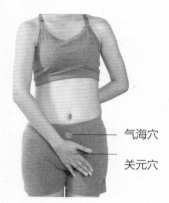

气海穴

关元穴

按摩气海穴能辅助治疗产后小便不利等症状。气海穴位于前正中线上，脐下1.5寸，按摩时用拇指或食指指腹按压气海穴3~5分钟，力度适中即可。

## 怎样判断产后贫血

分娩后，妈妈失血较多，气血亏损，身体虚弱，很多人会出现贫血。一般医生会结合是否出现头晕、面色苍白、乏力等症状，通过抽血检测判断是否贫血。

## 产后贫血如何补

如果妈妈产后出现轻度贫血，要多吃些富含铁的食物。动物血、动物肝脏、瘦肉、木耳、花生等食物既能活血化瘀，促进恶露的排出，又能补血，所以花生红枣小米粥是产后餐的较佳选择。

如果妈妈贫血严重，就需要补充铁剂，医生会根据妈妈的贫血程度开药，也可以吃孕期剩下的铁剂，但要注意产品的保质期。

## 6小时后最好枕枕头侧卧位休息

剖宫产妈妈6小时后就可以枕枕头了，但不宜平卧，因为这样会加重伤口疼痛，且这个姿势对子宫收缩痛较敏感，最好采用身体与床成20~30度角（可用毛毯或被子垫在后背）的姿势休息，这样能缓解身体移动时对伤口的牵拉痛和震动。

## 伤口可放置沙袋，减少渗血

剖宫产术后，医生会在妈妈的伤口上放1个沙袋，且要求持续压迫6小时，主要有3个目的：

1 防止和减少刀口及深层组织渗血，起到止血的作用。

2 通过对腹部的压迫，刺激子宫收缩，减少子宫出血，加速子宫恢复。

3 预防术后腹腔压力骤降，防止腹腔静脉和内脏中血液过量，回流到心脏而增加心脏压力。

## 谨防缝线断裂

术后家人要提醒妈妈伤口还没有恢复，时刻要小心。因为妈妈咳嗽、恶心等都有可能牵拉到伤口。妈妈一旦出现剧烈咳嗽等情况，家人可以用手按压伤口两侧，避免伤口撑开。

## · 横切、竖切的调养相同吗

剖宫产分为竖切和横切两种刀法，从美观度上说，横切留下的伤口位置在下腹部，这个位置并不明显，竖切口恢复后会留下较明显的痕迹。从医学上看，横切口的肌肉分离，组织创伤稍大一点。而从恢复的周期和注意事项上来看，横切口和竖切口没有太大区别。现在医院多选择横切口。

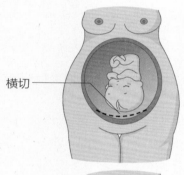

横切

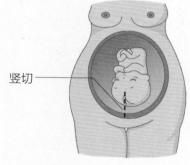

竖切

## · 剖宫产妈妈要早用止痛药

术后麻醉药的药效逐渐消失，腹部伤口的痛楚越来越难以忽略。一般在产后12小时内，伤口就会传来剧烈的疼痛。为了能够让产妇好好休息，尽快恢复，可请医生在手术当天或当夜用一些止痛药物。如果条件允许，可以应用术后镇痛泵。镇痛泵分为静脉和硬膜外两种，可由妈妈自行控制，帮助度过产后前3天的疼痛日子。

如果疼痛难忍，也可以用口服止痛药，并不会影响喂奶和肠蠕动。需要注意的是，不要等到疼痛难忍时再用口服止痛药，这样会影响妈妈的休息、睡眠和心情，妨碍产后恢复。

## · 剖宫产妈妈生完宝宝就能喂奶吗

因为麻醉药物作用时间短，在母乳中的浓度低，不会影响奶水的质量。所以剖宫产术后当天就可以给宝宝喂奶。这时把宝宝放在妈妈胸前，让他的鼻子轻触妈妈的乳头，认识乳房，发现食物的来源，等他闻到乳汁的味道，就会舔舐乳头或者吸吮乳汁。

## · 伤口愈合前不宜多吃深海鱼

鱼类，特别是深海鱼，体内含有丰富的有机酸，能抑制血小板凝集，不利于术后止血和伤口愈合，所以剖宫产妈妈产后头几天不宜过多食用深海鱼。

## · 剖宫产后不宜吃得太饱

剖宫产妈妈排气后就可以进食了，但要注意不要吃得太饱，以免导致腹胀、腹压增高，延长康复时间。

# 哺乳注意事项

## · 出生 0.5~1 小时开始第一次吮吸

早吸吮对于科学母乳喂养至关重要，一般情况下，顺产婴儿出生后 20~30 分钟，剖宫产的产妇在麻醉药退后清醒 30 分钟内即可进行哺乳，每次可持续 10~30 分钟，即使没有乳汁也应让婴儿吸吮乳头。

早吸吮无论是对宝宝还是对妈妈都是大有好处的。因为宝宝的吮吸对乳房的刺激，除了能让宝宝适应乳头吮吸的感觉，养成良好的吮吸习惯，也能刺激母乳的分泌，保证哺乳期乳汁的足量供应。

## · 怎样判断宝宝有效吸吮和无效吸吮

宝宝开始吃奶后，如果进行有效吸吮，就能吃得饱；如果是无效吸吮，就吃不饱，不利于身体发育，还会导致妈妈出现涨奶。

## · 怎样准确判断新生儿是否吃饱了

新生儿总是吃，到底该如何判断新生儿是否吃饱呢？可以从下面几个方面来判断：

1 听新生儿吃奶时下咽的声音，是否每吸吮 2~3 次，就可以咽下一大口。

2 看新生儿吃完奶后是否有满足感，是否能安静睡 30 分钟以上。

3 看新生儿的大便是否为金黄色糊状，排便次数是否为 2~6 次 / 天。

4 看新生儿排尿次数，是否能达到 6 次 / 天。

5 看新生儿体重增长情况，是否增长 30~50 克 / 天，是否第一个月体重增长 600~1000 克。

如果不能达到以上标准，就说明宝宝没有吃饱，需要及时找到原因，否则会影响宝宝的生长发育。

| 有效吸吮 | 无效吸吮 |
| --- | --- |
| 吸吮慢而深，有停顿 | 吸吮快而浅 |
| 吸吮时面颊鼓起，能听到吞咽声 | 吸吮时面颊内陷，基本无吞咽声 |
| 吃饱后嘴松开乳房 | 易把宝宝和乳房分开 |
| 妈妈有泌乳反射指征 | 妈妈无泌乳反射指征 |

# 推荐食谱

## · 一日食谱推荐

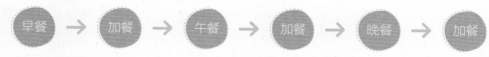

早餐 → 加餐 → 午餐 → 加餐 → 晚餐 → 加餐

小米粥
糖水煮荷包蛋　藕粉粥　软烂面条
肉末蒸茄子　萝卜水　青菜豆腐汤
蛋黄包　红枣桂圆粥

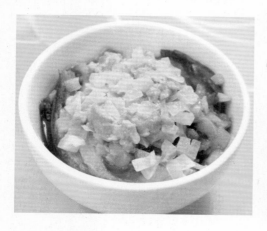

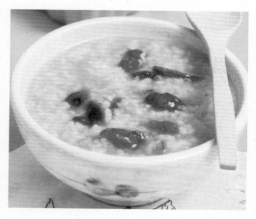

## 肉末蒸茄子

**材料**　长茄子250克，猪肉80克，洋葱20克。

**调料**　料酒10克，盐2克，植物油6克。

**做法**

1　猪肉剁成肉末，加入切细的洋葱碎、料酒、盐拌匀，再加入油拌匀，腌制10~20分钟。

2　长茄子洗净，放入蒸锅蒸软，撕成细条状，铺在蒸碗里，铺满一层后，铺一层肉馅，再铺一层茄子，重复做完，最上面一层铺上肉馅。蒸锅大火烧开，放入蒸碗，蒸10分钟即可。

**推荐理由** ——————

产后适量吃茄子，可以增强食欲，有助于身体恢复。

## 红枣桂圆粥

**材料**　桂圆肉20克，红枣5枚，糯米60克。

**调料**　红糖5克。

**做法**

1　糯米洗净，用清水浸泡2小时；桂圆肉和红枣洗净。

2　锅置火上，加入适量清水煮沸，加入糯米、红枣、桂圆肉，用大火煮沸，再用小火慢煮成粥，加入红糖即可。

**推荐理由** ——————

红枣具有补中益气、补脾养胃、益气生津的作用，搭配桂圆可养血安神，对于产后抑郁、心神不宁等都有很好的缓解功效。

## • 排气后一日食谱推荐

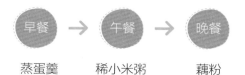

早餐 → 午餐 → 晚餐

蒸蛋羹　　稀小米粥　　藕粉

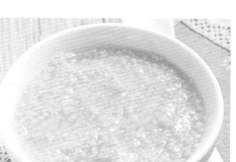

### 小米粥

**材料**　小米 60 克。

**做法**

**1** 将小米淘洗干净。

**2** 将锅置于火上，倒入适量清水烧开，放入小米，用大火煮沸后再转成小火，煮至小米开花即可。

**推荐理由** ——————

小米非常适合产后的妈妈食用，小米富含 B 族维生素，对于产后气血亏损、体质虚弱的妈妈有很好的补益作用，还能健脾开胃、促进睡眠。

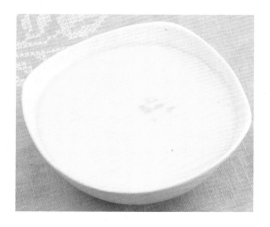

### 蒸蛋羹

**材料**　鸡蛋 2 个。

**调料**　盐、香油各 1 克。

**做法**

**1** 鸡蛋打入碗中，加盐、适量清水搅拌均匀。

**2** 将鸡蛋液入蒸锅大火蒸约 10 分钟，出锅前淋上香油即可。

**推荐理由** ——————

鸡蛋含有丰富的蛋白质、脂肪和铁、钙、锌等人体所需要的矿物质，对产后伤口有修复作用。

# 宝宝护理注意事项

## · 新生儿睡觉不需枕头

因为新生儿的脊柱是直的，生理弯曲还未形成，后脑勺和背在平躺时在同一水平面上，不会造成肌肉紧绷。此时，新生儿的头几乎与肩同宽，这样平躺、侧卧都会很自然，而枕头的作用是支撑颈椎，让颈部肌肉松弛。因此，新生儿是不需要枕头的。

## · 新生儿都是小小瞌睡虫

新生儿大部分时间是在睡觉，一昼夜会睡上 18~20 小时。给人的感觉是，宝宝除了吃奶几乎把所有的时间都献给了睡眠，事实的确如此。除了吃奶、排便、洗澡等，在其他时间里宝宝完全清醒的状态很少，在来到这个世界的最初一个月，他最主要的任务就是睡觉。

从生理角度来说，睡眠可以使宝宝的大脑皮层得到充分休息，充足的睡眠对宝宝的健康发育非常关键。新生儿大脑皮层兴奋性低，外界的任何刺激对他来说都是过于强烈的，因此持续和充分的刺激很容易使他感到疲劳。

睡眠也可以说是新生儿的一种生理性自我保护。不过，随着宝宝月龄的增加以及大脑皮层的不断完善，他所需要的睡眠时间会逐渐缩短。

## · 睡眠习惯早养成

### 1~3 个月 白天睡眠时间慢慢缩短

白天睡眠时间明显缩短，夜间连续睡眠时间会逐渐延长，会在清醒的时候开始认识和探索这个崭新的世界。

### 3~4 个月 昼夜节律初形成

初步形成了 24 小时的昼夜节律，睡眠与外界环境逐渐同步，睡眠时间多集中在夜晚。

### 5 个月后 昼夜节律基本形成，睡觉模式基本固定

全天的昼夜节律基本形成，总睡眠时间和白天睡眠时间均呈下降趋势，但下降速度越来越慢。

妈妈要在每天晚上睡觉前建立一套睡前模式，这有助于宝宝早日形成睡眠规律。比如，洗澡、听舒缓的音乐、讲故事、换舒适的衣服和干净的尿布、调暗灯光等，使睡前有一段安静的时间，时间控制在 20~25 分钟。

## · 不要抱着宝宝睡觉

很多宝宝非常磨人，非得让大人抱着才肯入睡，这主要是因为父母没有给宝宝自己入睡的机会。父母应在宝宝清醒时或已经犯困的状态下就把宝宝放在小床上，让宝宝逐渐学会自己入睡。

# 宝宝可能遇到的问题

## · 新生儿夜啼怎么办

宝宝白天很安静，一到晚上就啼哭，有的宝宝一夜之间哭两三次，这就是小儿夜啼。小儿夜啼分生理性和病理性两种。

生理性夜啼：哭声响亮，宝宝精神状态和面色正常，食欲良好，无发热等。主要原因是生物钟颠倒。

病理性夜啼：突然啼哭，哭声剧烈，尖锐或嘶哑，呈惊恐状，四肢屈曲，两手握拳，哭闹不休。有的宝宝还会烦躁、精神萎靡、面色苍白、吸吮无力，甚至不吃奶。主要原因是宝宝患有某些疾病而引起不适或痛苦。

## · 日常护理

如果确定宝宝没有身体上的问题，父母就不要急躁，也不要过分哄宝宝。妈妈不要过分上火唠叨，爸爸更不要因为妈妈着急就越发急躁。否则，宝宝会越哭越厉害，情况会更加严重。1~2个月的宝宝已经能够感觉到爸爸妈妈的语气，愤怒和抱怨的语气会使安静的宝宝变得烦躁，会使快乐的宝宝哭起来。

父母应心平气和地对待宝宝的哭闹，如果只是单纯哭闹，而没有其他异常，可拍拍宝宝，让他慢慢安静下来。

## · 如何预防

1 让宝宝养成良好的作息规律，对生物钟颠倒的宝宝要及时进行纠正，白天不要让宝宝睡眠过多，晚上则要避免宝宝临睡前过度兴奋而不易入睡。

2 宝宝的卧室内外都要保持安静，并且温度适宜。

---

**妈妈经验谈**

### 正确区分夜啼

当宝宝出现夜啼时，应先区分是生理性夜啼还是病理性夜啼，一旦确定是病理性夜啼，就要及时找出原因，及时治疗。

## 第 **2** 节

# 产后第 2 天

## 妈妈身体情况

### · 乳房开始分泌乳汁

大部分妈妈在产后第 2 天或第 3 天（也有的在第 4 天），双侧乳房充血而开始发胀、膨大，有胀痛感及触痛，开始分泌乳汁。此时奶量较少，但初乳对于宝宝来说十分珍贵，尽管量少也一定要喂给宝宝吃。

初乳富含抗体及宝宝所需要的各种酶类、碳水化合物等，具有高蛋白质、低脂肪的特点，初乳中的免疫物质可以在宝宝未成熟的肠道表面上形成一层保护层，阻止细菌、病毒的附着，这些是任何食品都无法提供的。可以说初乳赋予了宝宝人生中的第一次免疫，对宝宝的生长发育具有重要意义。妈妈在整个哺乳期分泌的乳汁成分是变化的，一般分为 4 个阶段，初乳一般只持续 4~5 天。

### 乳汁分泌的 4 个阶段

**初乳**
**产后 7 天内**
高蛋白质，低脂肪

**过渡乳**
**产后 7~14 天**
蛋白质量逐渐减少，脂肪和乳糖逐渐增多

**成熟乳**
**产后 14 天后**
蛋白质少，脂肪和乳糖多

**晚乳**
**产后 10 个月**
各营养成分都有所下降

### · 恶露会有所增加

恶露可能会有所增加，不用过分担心，这是正常现象。如果有任何不适应及时告诉医生。

### · 子宫稍微缩了一些

妈妈的子宫比前一天稍微缩一点，已经回缩到肚脐的高度，但要恢复到孕前状态还需要一段时间。

### · 骨盆张力开始恢复

骨盆肌肉的张力得到恢复，可以控制膀胱内尿液的情况，但完全恢复还有待时日。

# 产后恢复措施

## · 下床活动需陪同，避免摔倒

妈妈要尽快活动起来。分娩时产妇可能会因失血过多和用力过多而伤元气，导致脑部供血不足，出现眩晕的情况。经过一天的恢复，这种情况已经有所缓解，但妈妈下床时仍要有家人陪同，避免眩晕摔倒的发生。

 马医生贴心话

### 牢记"动作放缓"，避免晕倒

1. 妈妈下床前应先在床头坐5分钟，确定没有不舒服再起身。

2. 下床排便前要先吃点东西恢复体力，避免晕倒在厕所内。此外，上厕所的时间不要太久，蹲下站起动作要慢。

3. 一旦出现头晕现象，妈妈要立刻坐下来，在原地休息，并喝点热水，等不适感消失后再回到床上。

## · 保持会阴清洁卫生，预防感染

每次大小便后要清洗外阴，清洁外阴时可用棉球蘸生理盐水或清水，按照从前向后、从内向外的顺序，即先擦阴阜及两侧阴唇，最后擦肛门，切忌由肛门开始向前擦。清洗时不要加入清洁液或洗护液，否则会使皮肤干燥，加重伤口疼痛。

侧切妈妈一旦有了尿意就要立刻排尿，千万不能憋尿，否则不利于身体恢复，还易发生感染。

## · 注意会阴卫生，可以选择产妇专用卫生巾

产后1~3天是妈妈恶露量最多的时期，这时要注意及时更换卫生巾，避免会阴部感染。通常我们选用的产妇专用卫生巾，分为XL、L、M三个型号，产后第2天适合用L型号的卫生巾。产妇专用卫生巾型号和产妇体形无关，只是分别对应恶露的不同时期。

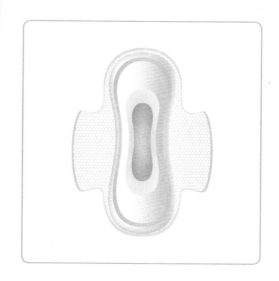

## · 可以吃些软烂的面条和蛋汤

产后第2天，妈妈的肠胃功能尚未恢复，仍以吃清淡、易消化的流质食物为主。此时除了喝粥外，还可以吃点煮得软烂的面条等。

## · 帮剖宫产妈妈坐起来

帮助妈妈坐起来，有助于排气。剖宫产后的第2天，家人，尤其是孩子爸爸，要帮助妈妈坐起来，这样有利于妈妈排气。

具体做法：

爸爸坐在床头，与妈妈背靠背，支撑着她的重量。妈妈也可以把身体侧过来，由爸爸扶持着坐起来。也可以直接把床头摇起来，让妈妈呈半坐卧位。

## · 拔掉导尿管后要及时排尿

剖宫产妈妈在手术前会被放置导尿管，一般在术后24~48小时，待膀胱肌肉恢复收缩排尿功能后将其拔出。导尿管拔出后，妈妈应尽快排尿，以降低排尿困难的可能性，以及因长时间使用导尿管引发尿路感染的危险性。

## · 要穿大号内裤，避免摩擦伤口

剖宫产后，妈妈可以选择大一号的三角或平脚内裤，这样可以更好地保护伤口，让伤口感觉更舒服。因为术后妈妈的抵抗力比较弱，所以内裤要每天更换，洗后要放在太阳下曝晒，这样可以有效地防止伤口感染。

## · 产后伤口疼痛难忍，家人来帮忙

剖宫产后的第2天，很多妈妈仍然感到伤口十分疼痛，家人可以通过下面的方法帮助其缓解疼痛。

1 当妈妈翻身或者咳嗽时，爸爸可以用双手搀扶住其身体，这样有利于减少震动，从而减轻妈妈伤口的疼痛。

2 当妈妈侧躺时，可在其腰下放一个枕头，或者在腹部放一条毛毯，也可减轻疼痛。

3 可以播放一段轻柔的音乐，舒缓妈妈的情绪，以减轻疼痛的感觉。

## · 继续以粥、蒸蛋等为主，不要大补

产后第2天，妈妈尚处于身体恢复期，肠胃功能比较弱，最好食用易于消化的流质或半流质的饮食，比如小米粥、瘦肉粥、蒸鸡蛋等。比较油腻的、大补的食物，比如猪蹄汤，仍不宜食用。也不要吃刺激性的食物，过酸、过辣都不宜。

## · 可以吃动物血来补铁

铁是促进血液中血红蛋白形成的主要成分之一，血红蛋白可使皮肤红润有光泽，因此妈妈的膳食中富含铁元素的食物必不可少，如动物血、动物肝脏、瘦肉、木耳、紫菜、芝麻、口蘑等。

# 哺乳注意事项

## · 产后 2~3 天没有奶水也属正常

有些妈妈会因为自身的原因，出现在产后 2~3 天仍没有初乳分泌的情况，这会让妈妈焦急万分。其实，大可不必担心，因为新生儿头 3 天是不需要什么食物的，他们从母体中已经带够了维持 3 天的营养物质，这也是妈妈初乳量分泌很少的原因。这时妈妈可以通过热敷乳房来促进泌乳反射，增加乳汁分泌量。

## · 妈妈服药后 4 小时才能喂奶

若妈妈因为健康问题需服用药物，遵医嘱无须暂停哺乳时，也最好在服药 4 小时后再喂奶，这样能降低母乳中的药物浓度，减少宝宝吸收的药量。

### 马医生贴心话

**除按摩外应对乳头凹陷和扁平的方法**

妈妈可以戴一种像塑料贝壳一样的特殊胸罩，里面一层多是塑料或橡胶材质，可以让乳头突出来，戴几小时，脱下来就可以直接喂奶了。也可以拿一个大一点的针管，把针尖去掉后，用针管来吸乳汁，然后喂给宝宝吃。如果乳头凹陷，怎么也弄不出来，但还想母乳喂养，可以买一个双头电动吸奶器，每天将奶吸出来后用奶瓶喂宝宝。

## · 凹陷乳头和扁平乳头的妈妈怎样喂奶

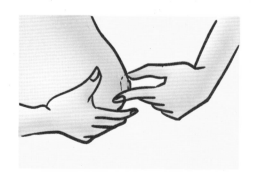

**1** 用一只手托着乳房，用另一只手以拇指、食指和中指牵拉乳头下方的乳晕，改善其伸展性，使乳头向外突出。

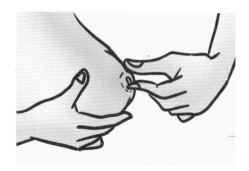

**2** 再用手指拉住乳头，然后拧动，反复 2~3 次。

# 推荐食谱

## · 开奶一日食谱推荐

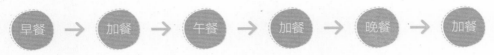

早餐 → 加餐 → 午餐 → 加餐 → 晚餐 → 加餐

| 早餐 | 加餐 | 午餐 | 加餐 | 晚餐 | 加餐 |
|------|------|------|------|------|------|
| 疙瘩汤<br>小米发糕<br>清蒸丝瓜 | 红枣鸡蛋汤 | 紫薯花卷<br>红菇炖蒸鸡<br>田园蔬菜粥 | 全麦面包片<br>红枣豆浆 | 香菇胡萝卜面<br>蓝莓山药泥<br>肉末豆角 | 藕粉 |

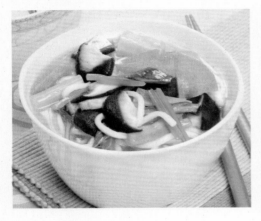

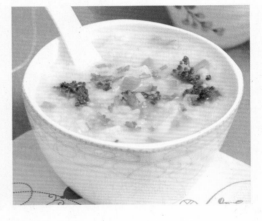

## 香菇胡萝卜面

**促进消化**

**材料**　拉面 150 克，鲜香菇、胡萝卜各 30 克，菜心 100 克。

**调料**　盐 1 克，葱花 5 克。

**做法**

**1** 菜心洗净，切断；香菇、胡萝卜洗净，切片。

**2** 锅内倒油烧热，爆香葱花，加足量清水大火烧开，放入拉面煮至软烂，加入香菇片、胡萝卜片和菜心段略煮，加盐调味即可。

**推荐理由** ————

胡萝卜富含 β-胡萝卜素（可转化为维生素 A），搭配香菇，对人体改善机体免疫力有很大帮助。

## 田园蔬菜粥

**材料**　大米 100 克，西蓝花、胡萝卜、蘑菇各 40 克。

**调料**　香菜末、盐各适量。

**做法**

**1** 西蓝花洗净掰小朵；胡萝卜洗净切丁；蘑菇去根洗净切片。

**2** 大米常法煮粥至快熟时，下入胡萝卜丁、蘑菇片煮至熟烂，倒入西蓝花煮 3 分钟，加盐、香菜末拌匀即可。

**推荐理由** ————

产后 1 周内妈妈饮食以粥为主，这款蔬菜粥营养全面，有助于妈妈产后恢复身体。

## · 开奶一日食谱推荐

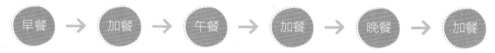

| 早餐 | → | 加餐 | → | 午餐 | → | 加餐 | → | 晚餐 | → | 加餐 |
|---|---|---|---|---|---|---|---|---|---|---|
| 猪肝菠菜粥 | | 三角面片汤 | | 莲藕排骨汤<br>鸡蛋番茄面 | | 猪血粥 | | 疙瘩汤<br>油菜鸡蛋羹<br>胡萝卜土豆泥 | | 藕粉 |

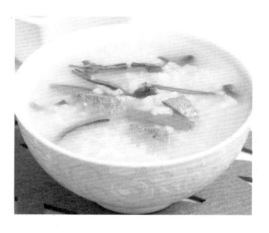

## 猪肝菠菜粥

**材料** 大米80克，猪肝50克，菠菜30克。

**调料** 盐1克。

**做法**

1 猪肝洗净，切片，入锅焯水，沥水；菠菜洗净，焯水，切段；大米洗净。

2 锅内倒水烧开，放大米煮熟，放猪肝煮熟，再加菠菜稍煮，出锅前加盐调味即可。

**推荐理由** ———

猪肝和菠菜都含有丰富的铁，产后妈妈食用这款粥可以补铁补血，预防缺铁性贫血。

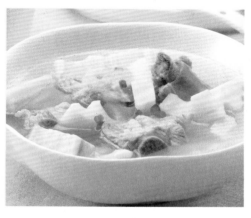

## 莲藕排骨汤

**材料** 猪排骨100克，莲藕150克。

**调料** 盐2克，葱段、姜片、料酒各5克，葱花少许。

**做法**

1 猪排骨洗净，切段；莲藕去皮，洗净切块。

2 锅内加水煮沸，放葱段、料酒、排骨段及一半姜片，焯去血水，捞出。

3 锅置火上，倒入适量清水，放入排骨段、藕块及剩余姜片煮沸，转小火煲约1.5小时，加盐调味，撒葱花即可。

**推荐理由** ———

清热消痰、补血补钙。

剖宫产妈妈的食谱

# 宝宝护理注意事项

## · 宝宝没有吃奶时，不用喂糖水、奶粉

新生儿是储存着水、脂肪和葡萄糖诞生的。最初几天，少量的初乳完全能满足他的需求，并不需要添加任何饮料和代乳品，如果添加，只会给母乳喂养造成不良影响。

若喂奶前给宝宝喂水、糖水或其他代乳品等，宝宝有了满足感，就会减少对母乳的需求，也就不能有力地吸吮乳头。这会减少对乳房的吸吮刺激，使妈妈泌乳减少，导致乳量不足，不利于母乳喂养和宝宝的健康发育。

## · 纯母乳喂养的宝宝不需要喂水

一般情况下，纯母乳喂养的宝宝是不需喂水的。因为母乳中80%以上是水，还含有宝宝所需的蛋白质、脂肪、乳糖、钙、磷等，可以满足6个月内宝宝成长需要的全部营养物质，所以6个月以内的宝宝根本不需要补充任何辅食，当然也不需要额外补充水。此外，妈妈的母乳温度适宜，还能自动根据宝宝的需求增减水分，是宝宝最完美的食物。所以，妈妈不用担心宝宝会缺水，只要按照宝宝的需求提供母乳即可。

## · 有菌喂养别着急消毒

"如何喂养孩子最干净"，妈妈们总是在不遗余力地探讨这个问题。很多家长认为消毒是重中之重，于是在母乳喂养之前，用含有消毒剂的湿纸巾擦洗乳房，或者先挤压乳房，挤掉一些乳汁再开始喂养宝宝。

其实，这么做是不可取的。母乳喂养是一个有菌喂养的过程，妈妈乳房上、乳汁中的这些细菌能够帮助宝宝建立肠道菌群。使用消毒剂、挤出几滴母乳再喂，会阻碍宝宝接触妈妈乳头及周围皮肤的正常菌群，不仅妨碍了自然的有菌母乳喂养过程，而且极大地削弱了母乳对宝宝独特的作用和优势，从而影响宝宝正常肠道菌群的建立以及未来的健康。

### 妈妈经验谈

#### 抱宝宝不要挺肚子

有的妈妈在站立着抱宝宝时，身体会不自觉地向后倾。如果身体太挺起，身体重心向后移，容易造成骨盆前倾，腰部肌肉紧张，容易给腰部造成负担，甚至会导致受伤。所以妈妈自然站直就可以了。

### · 清洁不等于消毒

妈妈在给宝宝喂奶之前，只需要用温水擦洗乳房。妈妈要记住，干净不等于无菌，过分消毒而营造的无菌环境会剥夺孩子正常接触细菌的机会，有可能增加宝宝患过敏性疾病的风险。

### · 宝宝睡觉时，要不要叫起来吃奶呢

夜里宝宝熟睡不醒的话，就尽量少惊动宝宝，适当延长喂奶的间隔时间。通常来讲，新生儿期的宝宝一夜喂 2~3 次就可以了，稍大一些的宝宝可以一夜喂 1~2 次，再大一些就要养成夜间不喂奶的习惯。

---

**混合喂养，夜间最好喂母乳**

夜里妈妈比较累，尤其是后半夜，起床给宝宝冲奶粉很麻烦。此外，夜间妈妈处于休息状态，乳汁分泌会相对多一些，宝宝的需求量又少，喂母乳就可以满足宝宝的需求。但是，如果母乳分泌确实太少，这时就只能以配方奶为主了。

---

**混合喂养，要尽量多喂母乳**

混合喂养的宝宝在添加奶粉后，有的宝宝就喜欢上了奶粉，再加上奶瓶吸吮省力，而母乳吃起来比较费力，宝宝慢慢就对母乳不感兴趣了。这时，妈妈要尽量多喂宝宝母乳。母乳是越吸越多，如果认为母乳不足就减少母乳喂养的次数，会使母乳越来越少。

---

### · 经常给宝宝变换睡姿，避免睡偏头

新生儿睡姿可以有仰卧、侧卧和俯卧几种姿势，没有固定模式，只要宝宝睡得舒服就可以了。新生儿睡姿最好是多种睡姿交替进行，左侧卧、右侧卧、仰卧、俯卧轮流进行，经常给宝宝变换一下，可以避免宝宝睡偏头。需要注意的是，俯卧时要注意保持宝宝口鼻的呼吸顺畅，防止出现被子、衣物堵住宝宝口鼻而引发窒息。

 马医生贴心话

**不宜摇晃哄睡**

一些宝宝哭闹不停，妈妈就会抱着宝宝摇晃让其入睡。其实，这种做法是不对的，因为过分摇晃会让宝宝的颅骨腔受到一定的震动，影响脑部的发育，严重的会使尚未成熟的大脑与较硬的颅骨相撞，造成颅内出血。所以，不宜摇晃哄睡，特别是 10 个月以内的宝宝。

## · 初乳量虽少，但宝宝这时的食量也小

初乳分泌量虽然少、又稀，有的妈妈可能每天的初乳量不过 20 多毫升，但此时宝宝的食量也很少，一般是可以满足宝宝需求的。

## · 宝宝胃容量的变化

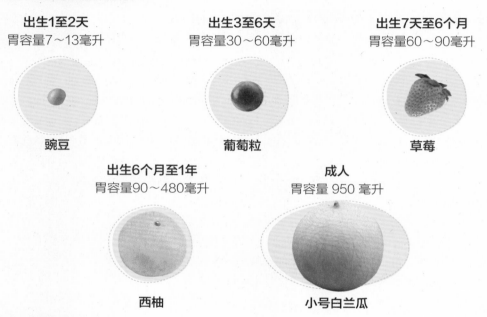

**出生1至2天**
胃容量7~13毫升

豌豆

**出生3至6天**
胃容量30~60毫升

葡萄粒

**出生7天至6个月**
胃容量60~90毫升

草莓

**出生6个月至1年**
胃容量90~480毫升

西柚

**成人**
胃容量 950 毫升

小号白兰瓜

## · 解读宝宝的哭

| 类型 | 表现 |
|------|------|
| 健康性啼哭 | 健康的哭声抑扬顿挫，不刺耳，声音响亮，节奏感强，没有眼泪流出 |
| 饥饿性啼哭 | 哭声带有乞求，由小变大，很有节奏，不急不缓 |
| 尿湿性啼哭 | 强度较轻，无泪，大多在睡醒或吃奶后啼哭 |
| 困倦性啼哭 | 啼哭呈阵发性，一声声不耐烦地号叫 |
| 疼痛性啼哭 | 哭声比较尖利 |
| 害怕性啼哭 | 哭声突然发作，刺耳，伴有间断性号叫 |
| 便前啼哭 | 腹部不适，哭声低，两腿乱蹬 |

# 宝宝可能遇到的问题

## · 新生儿结膜炎怎么办

有些新生儿出生后，眼睛里会出现黄白色的分泌物，这些分泌物大多集中在眼角内、外侧，而且有越来越多的趋势。有些宝宝一觉睡醒后，黄白色分泌物会把眼睛糊住，使眼睛很难睁开。这就是新生儿结膜炎。

患病新生儿一般在出生后 2~3 天出现症状，表现为两侧眼睑红肿，同时伴有分泌物，一开始为白色，很快会转变为脓性，出现黄白色带脓性的分泌物。

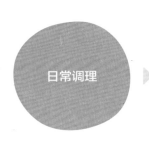

**日常调理**

- 如果宝宝的眼部有分泌物，或已患有结膜炎，可用消毒棉球蘸些温开水湿敷在眼上（以不往下滴水为宜），待分泌物湿润后，用湿棉球从眼内侧向眼外侧将分泌物轻轻擦去，切忌来回擦拭。
- 用过的棉签、棉球要扔掉，不可重复使用。每次清除宝宝眼部的分泌物之后，家人都要用流动的清水将双手洗净。宝宝用过的毛巾、手帕要进行消毒处理。
- 新生儿单眼发病，可让其向患病一侧侧卧，避免分泌物流入另一侧眼内。

**如何预防**

家人在照料新生儿时，一定要保持双手及衣物的清洁，千万不能用不干净的手帕擦洗宝宝的脸部及眼睛。

**就医时机**

宝宝一旦患了新生儿结膜炎，须及时治疗，否则会影响视力。

# 产后第3天

## 妈妈身体情况

### · 体温会升高，别担心

有些妈妈在产后三四天会因乳房血管、淋巴管极度充盈而出现体温升高，甚至可达 38.5~39℃，一般可持续数小时，但最多不超过 12 小时，体温即下降，这种情况不属于病态。可以通过按摩乳房、新生儿吸吮、人工挤乳等方法使体温下降。如果产后妈妈体温异常升高，或 1 天有 2 次体温超过 38℃ 就应视为异常，应到医院进行检查，确定到底是不是产褥感染、乳腺炎等，方便及时治疗。

### · 乳房大量产奶

从此时开始要注意保护乳房，一是避免哺乳引起乳房下垂；二是保护好乳头，避免因为宝宝的吸吮造成乳头皲裂，可常用奶水涂抹乳头。

### · 恶露依然不少

此时恶露的量依然不少，要格外注意会阴卫生。如果没有侧切的话，出院后，在家要用温开水清洗外阴，避免发生感染。如果有侧切伤口，那么产后第 3 天要检查伤口的恢复情况。

### · 阴道口变大

产后妈妈阴道内部的肌肉会发生变化，顺产女性会阴处撕裂或是侧切，会造成不同程度的损伤，阴道口变得宽大，骨盆韧带变宽，子宫比以前稍大。

 马医生贴心话

**大多数妈妈这时会情绪低落、抑郁**

产后，妈妈们的身体还没有彻底从生产的疲倦中恢复过来，就又要面临角色的突然转换、宝宝的哭闹、家人关注度的转移。很多因素致使妈妈一时难以接受生活的重大转变，再加上激素发生的巨大变化，因而很容易出现产后情绪低落、抑郁。对此，建议妈妈们要请家人多帮忙，注意尽可能多休息，同时学会调适自己的心情，不要事事追求完美。

# 产后恢复措施

## · 提前准备，从容出院

　　家人应该将妈妈出院的衣服提前准备好，接到医生的出院通知时，可以从容地回家。根据季节的不同，选择合适的衣服，最好选择宽松的长袖长裤。

　　此外，上衣尽量选择开襟的，因为回家途中可能会给宝宝哺乳，开襟的衣服方便哺乳。上衣要接触宝宝娇嫩的皮肤，最好选择刺激性小的棉质面料。

　　需要提醒的是，因床位紧张，对产后恢复较好的妈妈，有些医院会提前让其出院。顺产2天后、剖宫产3天后即可出院。

**妈妈经验谈**

### 可以开始使用腹带了

　　顺产妈妈可以使用腹带了。因为子宫呈倒三角形，当宝宝生出来后，子宫就空了，内脏失去了支撑，自然就会下垂，容易出现大肚腩，影响美观。

## · 妈妈的居室——好的休养环境很重要

　　妈妈月子里大多数时间是在居室内度过的。空间有限，但要安静、舒适，好的环境是妈妈休养、恢复的前提条件。

 **▶▶ 保持室内空气清新**

　　妈妈要避风寒和潮湿，但不等于紧闭窗户。不管什么季节，都要适时开窗，保持空气流通，以免室内空气污浊，损害妈妈和宝宝的健康。

 **▶▶ 温湿度要适宜**

　　做到"寒无凄怆，热无出汗"，冬天室内温度为18~25℃，相对湿度为40%~60%；夏天室内温度为23~26℃，相对湿度为50%~60%。

 **▶▶ 保持室内安静**

　　减少噪声，不大声喧哗。避免过多亲朋好友探望或其他人来回走动，以免造成空气污染和影响妈妈休息。

 **▶▶ 要清洁卫生**

　　出院前，家里最好用双氧水湿擦或喷洒地板、家具和2米以下的墙壁。卧具也要消毒。

## · 早下床活动，有利于积血排出

剖宫产后，妈妈消耗了大量的体力，感到非常疲劳，确实需要好好休息。但长期卧床休息不活动也不好，一般来说，妈妈无特殊情况，剖宫产后2~3天就可以下床活动了。

早下床活动可以促进淤血排出，减少感染的发生，还可促进肠蠕动和排气，防止肠粘连，这对剖宫产的妈妈是很重要的。另外，早下床活动还有利于防止便秘、尿潴留的发生。

## · 保持腹部伤口清洁

剖宫产妈妈在术后2周内，要避免弄湿腹部的伤口，所以这个时候妈妈不宜进行淋浴或盆浴，可以采用擦浴。剖宫产后2周以后就可以淋浴了，在恶露没有排净之前一定要禁止盆浴。

## · 适当多吃促进伤口愈合的食物

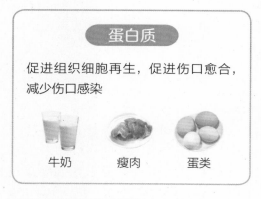

**蛋白质**

促进组织细胞再生，促进伤口愈合，减少伤口感染

牛奶　　　瘦肉　　　蛋类

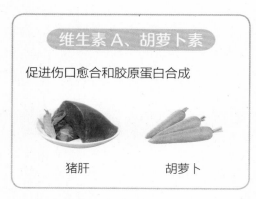

**维生素 A、胡萝卜素**

促进伤口愈合和胶原蛋白合成

猪肝　　　　胡萝卜

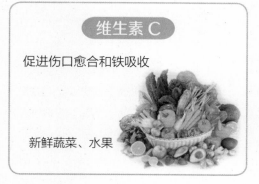

**维生素 C**

促进伤口愈合和铁吸收

新鲜蔬菜、水果

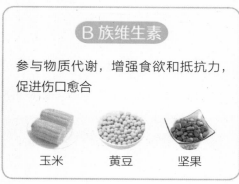

**B 族维生素**

参与物质代谢，增强食欲和抵抗力，促进伤口愈合

玉米　　　黄豆　　　坚果

# 哺乳注意事项

## 奶水不是攒出来的，而是吸出来的

有的妈妈分泌的乳汁量少，于是就攒多一点、涨一点时再给宝宝吃。千万不要这样做，因为奶水是吸出来的，不是攒出来的。乳房的构造很奇特，乳汁只有及时排空才能及时生产，如果总是堆着、攒着，堵塞了乳腺管，不仅会涨奶，给妈妈带来痛苦，还会影响乳汁的分泌。

## 每天哺乳 8 次以上利于催乳

虽然有些妈妈的乳汁分泌量不大，但也要坚持每天哺乳 8 次以上，而且宝宝每次吮吸两侧乳房的总时间最好不少于 30 分钟，这样既有利于催乳，还能预防乳腺炎，加快子宫收缩。

## 妈妈乳头偏大如何顺利喂养

妈妈乳头偏大，宝宝在吃奶时含了放，放了含，重复几次，就开始烦躁、哭闹、打挺。宝宝哭的时候，家人可能都会过来各种支招，这个时候，妈妈是又着急又尴尬。那乳头偏大的妈妈如何轻松喂奶呢？

其实，乳头大并不是影响宝宝吃奶的主要因素，关键是宝宝没有掌握吃奶技巧，吃奶的时候上下牙床不知道怎么咬住乳头，因此急得哇哇哭。宝宝需要学会如何把嘴巴张大，只要看看宝宝哭泣时张开的嘴，妈妈就会知道，乳头是不可能大过嘴巴张大的程度的。在喂奶时，妈妈应注意用食指和中指夹着乳头帮忙塞进宝宝嘴里，防止乳头脱出来，几天后宝宝适应了就能顺利吸吮了。适当托按乳房还能防止奶水流得过快，避免宝宝呛咳。

马医生贴心话

**睡觉时不要挤压乳房，否则易得乳腺炎**

生完宝宝后，妈妈的乳房丰满、充盈，若不慎挤压，会使软组织受损或引起增生，还容易引起变形，导致双乳下垂。妈妈睡觉时最易挤压乳房，所以要保持正确的睡姿，以仰卧为主，侧卧为辅，尽量不要俯卧，避免压迫乳房，引发乳腺炎。此外，不要长时间向一个方向侧卧，坚持左右侧卧交替，可避免一侧乳房压迫过久。

# 推荐食谱

## · 开奶一日食谱推荐

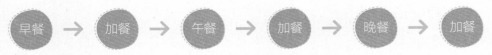

| 早餐 → | 加餐 → | 午餐 → | 加餐 → | 晚餐 → | 加餐 |
|---|---|---|---|---|---|

煮鸡蛋　　　香蕉奶昔　　西芹花生藕丁　藕粉、核桃仁　牛肉小米粥　　蒸蛋羹
红薯玉米面糊　　　　　　二米饭　　　　　　　　　蒜蓉菠菜
南瓜花卷　　　　　　　　麻油鸡肝　　　　　　　　茄子馅包子
炒胡萝卜　　　　　　　　清蒸鳕鱼　　　　　　　银耳木瓜排骨汤

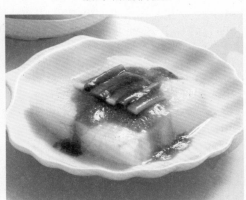

## 银耳木瓜排骨汤

**材料**　猪排骨250克，干银耳10克，木瓜100克。

**调料**　盐2克，葱段、姜片各适量。

**做法**

1 银耳泡发，洗净，撕小朵；木瓜去皮、籽，切块；排骨洗净，切段，焯水。

2 汤锅加清水，放入排骨、葱段、姜片烧开，放银耳小火慢炖1.5小时，放木瓜块，再炖15分钟，调入盐搅匀即可。

### 推荐理由

银耳可益气清肠、滋阴润肺；排骨可补中益气、强健身体。二者与木瓜搭配，可帮助催乳、增强体质。

## 清蒸鳕鱼

**材料**　鳕鱼250克。

**调料**　盐1克，葱段、姜片、生抽、蚝油各10克，白糖、香油各2克，橄榄油、水淀粉各适量。

**做法**

1 将鳕鱼洗净，沥水；姜片放在鳕鱼上面，装盘。

2 锅内加水，水开后将鳕鱼放入蒸笼大火蒸6分钟，关火闷2分钟取出，撒上葱段。

3 另起锅倒入橄榄油，依次放入少许水、盐、生抽、白糖、蚝油，调中小火烧开，用水淀粉勾芡，加入香油，浇到蒸好的鳕鱼块上即可。

## ·开奶一日食谱推荐

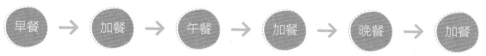

| 早餐 | → | 加餐 | → | 午餐 | → | 加餐 | → | 晚餐 | → | 加餐 |

小米粥
香菇肉末菜丝
蔬菜鸡蛋软饼

蒸苹果

二米饭
鸽子汤
木耳炒山药
蒜蓉西蓝花

益母草
煮鸡蛋

清汤面
多彩蔬菜羹
清蒸鲈鱼
肉炒胡萝卜

牛奶燕麦粥

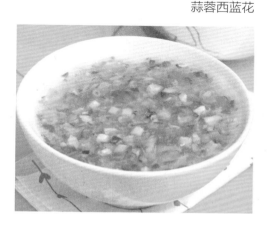

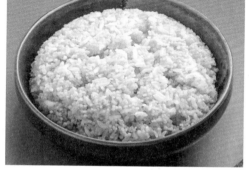

### 多彩蔬菜羹

**材料** 大白菜100克，胡萝卜50克，油菜100克，鲜香菇3朵。

**调料** 葱末3克，盐1克，油、水淀粉适量。

**做法**

1 将大白菜、油菜择洗干净，切末；胡萝卜洗净，切末；鲜香菇洗净，去蒂，放入沸水中焯烫1分钟，捞出，切末。

2 将锅置于火上，倒油烧至七成热，炒香葱末，放入胡萝卜末略炒后倒入适量清水，煮至胡萝卜八成熟，下入大白菜和油菜煮至断生，加香菇末，用盐调味，用水淀粉勾薄芡即可。

**推荐理由**

深色蔬菜可促进食欲，帮助身体恢复。

### 二米饭

**材料** 大米150克，小米50克。

**做法**

1 大米、小米淘洗干净。

2 在电饭锅中加入适量清水，放入大米和小米，按下"煮饭"键，跳键后不要马上开盖，再闷一会儿更佳。

**推荐理由**

小米具有滋阴养血的功效，搭配大米可以使产妇虚寒的体质得到调养，帮助恢复体力。

# 宝宝护理注意事项

## ·出生后 3 天内"掉水膘"是正常现象

大部分新生宝宝在出生后的 1 周内会出现体重下降的现象，下降约原有体重的 7% 是正常的。一般出生后的第 3~4 天，体重会掉至最低点，这被称为新生儿生理性体重下降，也被称为"掉水膘"。一般在 7~10 天就会恢复至刚出生时的体重，甚至是超过刚出生时的体重。

根据美国儿科学会母乳喂养指南相关数据显示，若婴儿出生后体重下降超过原体重的 7%，就会出现脱水和急性营养不良，会损伤婴儿健康，此时应立即添加配方奶。体重下降没有超过出生时体重的 7%，即可坚持纯母乳喂养。过早食用配方奶，今后发生过敏的概率会明显增高。若妈妈分娩后未能马上分泌乳汁，可让婴儿不断吸吮，以刺激乳房尽快产生乳汁。

## ·新生儿"脱皮"，不用过于担心

几乎所有的新生儿都有脱皮的现象，可能是轻微的皮屑，也可能是像蛇一样蜕皮，父母不必过于担心。脱皮主要有 2 个原因：

1 新生儿皮肤最上层的角质层发育不完全导致的脱皮。

2 新生儿连接表皮和真皮的基底膜并不发达，导致表皮和真皮连接不紧密，造成表皮脱落。

新生儿脱皮现象以四肢、耳后较为明显，当然，其他部位也可能出现。此时无须采取特殊的保护措施或强行将脱皮撕下，洗澡时使其自然脱落即可。如果脱皮伴随红肿或水疱等，则需要及时就医。

## ·怎样给宝宝打襁褓

所谓打襁褓，就是用棉布做成的被子、毛毯等包裹新生儿，可以增强宝宝的安全感，还能保暖，让宝宝睡得安稳。新生儿刚刚离开母体，还保持着在子宫内的姿势，四肢弯曲，包入襁褓会帮助他适应肢体顺直状态。但包裹宝宝时应以保暖、舒适、宽松、不松包为原则。

那么，到底该怎样给宝宝打襁褓呢？

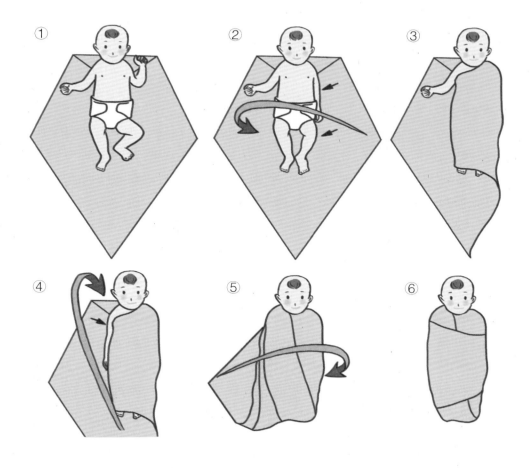

1　把被子铺在床上，将上角折下约15厘米，将宝宝仰面放在被子上，保证头部枕在折叠的位置（图①）。

2　将被子靠近宝宝左手的一角拉起来，盖在宝宝的身体上，并把边角从宝宝的右手臂下掖进宝宝身体后面（图②③）。

3　将被子的下角（宝宝脚的方向）折回来盖到宝宝的下巴以下，如有多余部分可从右侧掖进宝宝身体下面（图④）。

4　把宝宝右臂边被子的一角拉向身体左侧，并从左侧掖进身体下面（图⑤⑥）。有些宝宝喜欢胳膊能自由活动，那可以只包宝宝胳膊以下的身体，这样他就能活动胳膊。

## · 怎样准确判断宝宝是冷还是热

刚出生的宝宝神经末梢反射还不完全，手脚常常是冰凉的，这是正常现象，所以宝宝冷暖不能以手脚的温度来判定。那么，怎样判断宝宝是冷还是热呢?

1 宝宝的后颈及背部能准确反映体温。如果这两处较热甚至出汗，应适当给宝宝减少衣服。反之，要及时给宝宝添加衣服。

2 如果宝宝的脸红扑扑的或者呼吸较为沉重，可能是长疹子的前兆，这时应摸摸宝宝的手脚，如果是温热的，应适当减少衣服。

## · 怎样给宝宝拍嗝

宝宝溢奶是很多妈妈遇到的头疼事儿，其实防止溢奶的方法很简单，就是宝宝每次吃完奶后要及时拍嗝，帮助宝宝把吸入的空气吐出来。下面介绍常见的拍嗝方法。

1 先铺一条毛巾在妈妈的肩膀上，防止妈妈衣服上的细菌和灰尘进入宝宝的呼吸道。

2 右手扶着宝宝的头和脖子，左手托住宝宝的小屁屁，缓缓竖起，将宝宝的下巴靠在妈妈的左肩上，靠时注意用肩去找宝宝，不要硬往上靠。

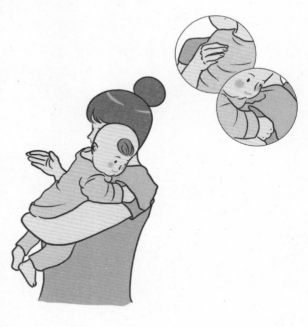

3 左手托着宝宝的屁股和大腿，给他向上的力，妈妈用自己的左脸部去"扶"着宝宝。

4 拍嗝时右手鼓起呈接水状，在宝宝后背的位置小幅度由下至上拍打。1~2分钟后，如果还没有打出嗝，可将宝宝慢慢平放在床上，再重新抱起继续拍嗝，这样的效果会比一直抱着拍要好。

# 宝宝可能遇到的问题

## · 怎么区分生理性黄疸和病理性黄疸

| | 生理性黄疸 | 病理性黄疸 |
|---|---|---|
| 症状出现时间 | 黄疸出现较晚，足月儿多在出生后2~3天出现，早产儿多于生后3~5天出现 | 黄疸出现较早，出生后24小时内就出现 |
| 表现程度 | 黄疸程度较轻：皮肤、黏膜及巩膜（白眼球）呈浅黄色，尿的颜色也发黄，但不会染黄尿布 | 黄疸程度较重：皮肤呈金黄色或暗褐色，巩膜呈金黄色或黄绿色，尿色深黄以致染黄尿布，眼泪也发黄 |
| 消退时间 | 足月儿黄疸一般在出生后2周内消退，早产儿可能延迟到3周才消退，并且无其他症状 | 黄疸持续不退，或黄疸消退后又重新出现或加重 |
| 治疗 | 可自行消退，一般不必治疗 | 可引起大脑损害，一旦出现以上症状，均应及早到医院接受检查、治疗 |

## · 怎样在家自测黄疸

在自然光线下观察宝宝的皮肤或眼白。

1 肤色较白的宝宝观察皮肤。具体做法是用手指轻轻按压宝宝的前额、鼻子或前胸等部位，随即放开手指，并仔细观察按压处的皮肤是否呈现黄色。

2 肤色偏暗的宝宝观察眼白。仔细查看一下宝宝的眼白（巩膜）是否显黄。

## · 出现病理性黄疸及时治疗

当黄疸出现早，程度较重，或者持续不退时，应及时就医，以判断宝宝是否是病理性黄疸。病理性黄疸的原因可能有：母亲与宝宝血型不合导致的新生儿溶血症，婴儿出生时有皮下血肿，新生儿感染性疾病，新生儿肝炎，胆道闭锁等。黄疸过高，有可能对新生儿造成脑损伤，因此一定要及早就医，可根据医生建议采用光照疗法等。

# 第4节

# 产后第4天

## 妈妈身体情况

### · 由红色恶露转为浆液恶露

正常情况下，妈妈从产后第4天开始，恶露由红色恶露转为浆液恶露，为淡红色血液、黏液和较多的阴道分泌物，这时妈妈可以用普通的卫生巾了，但要注意及时更换，避免细菌滋生。如果出现恶露突然增多的情况，且为脓性、有臭味，那么可能就是出现了细菌感染，应该及时到医院就诊。如果伴有大量出血，子宫大而软，则显示子宫可能恢复不良，也需要及时就医。

### · 子宫在慢慢缩小

今天，妈妈会感觉到子宫在慢慢缩小，已经下降到肚脐和耻骨联合之间了。如果妈妈是母乳喂养的话，子宫缩小得会更快一些。

### · 乳房发胀、膨大

产后乳房在雌激素、孕激素、催乳素的刺激下，乳腺导管和乳腺腺泡会进一步发育，双侧乳房会充血而开始发胀、膨大，有胀痛感及触痛。

妈妈在产后第一时间就要掌握正确的乳房按摩手法，以促进乳腺管通畅，刺激乳汁的分泌。今天仍要及时挤出多余的奶水，并且要经常轻轻按摩乳房，以利于乳房分泌乳汁。

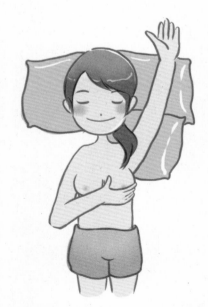

妈妈按摩乳房时，可以擦些按摩油，有利于保护乳房，哺乳前清洗干净即可。

# 产后恢复措施

## · 正式泌乳了，可适当喝些催奶汤

一般产后第4天，妈妈开始正式分泌乳汁了，也有的会稍晚些。开始泌乳后，妈妈可适当多喝点汤（比如花生鸡爪汤、木瓜鲫鱼汤等），但要将汤内的浮油去除，以免摄入过多脂肪阻塞乳腺，而且过早进食太多的脂肪也会使乳汁内脂肪含量过高，易引起宝宝腹泻。

## · 多吃富含膳食纤维的蔬菜，促进排便

侧切妈妈易因术后肛门不适而出现排便困难，因此建议产后妈妈选择的食物应以易消化的半流质为主，并注意多吃一些芹菜、菠菜等富含膳食纤维的新鲜蔬菜，可适量食用加温后的猕猴桃、梨子等水果，或是将水果榨汁，适当加温后连渣饮用。

## · 一直未排便，可尝试这些方法

1. 适当做腹部按摩，有利于排便。
2. 开塞露塞肛，帮助排便。

## · 侧切妈妈，回家后每天冲洗会阴至少2次

侧切妈妈回家后，每天应用1∶5000高锰酸钾温水坐浴，每天至少2次，每次10~15分钟，有利于会阴部消毒，促进伤口愈合。

如果妈妈不方便坐浴清洗会阴，可以用矿泉水瓶自制一个冲洗器，里面放入高锰酸钾溶液，冲洗会阴时，用力挤压即可冲洗会阴，十分方便。

 马医生贴心话

### 仰卧、侧卧睡姿交替有利于产后恢复

分娩结束后，妈妈的子宫会迅速回缩，但韧带很难在短时间内恢复原状，再加上盆底肌肉、筋膜在分娩时过度拉伸或撕裂，导致子宫在盆腔内的活动范围较大，进而容易随着体位的变化而变动，所以月子期间，妈妈休息时要注意躺卧的姿势。为了避免子宫向后或一侧倾倒，妈妈应尽量避免长时间仰卧，而应该仰卧和侧卧交替，有利于产后身体恢复。

## ·剖宫产妈妈注意保护好伤口

术后一定要注意保护好伤口，咳嗽时最好用双手压住伤口，同时采取平卧位，以免突然增大的压力将伤口的缝线崩开。

此外，大笑、弯腰、起床等日常行为都会牵拉扯动伤口而引起疼痛。为了伤口的良好恢复，建议妈妈要尽量避免大笑，弯腰、起床时最好有人在身边帮忙。

## ·刀口疼痛的护理

手术刀口在愈合的过程中，疤痕处会出现痒痛、刺痛的感觉。为了避免伤口疼痛，在护理方面妈妈要注意以下几点：

**1** 要保持伤口及其周围的干燥和清洁，及时擦去汗液，以免因汗液刺激而疼痛。即使出院后也要保护好伤口，否则很容易导致伤口出现疼痛和感染。

**2** 如果刀口出现痒痛，可以在医生的指导下使用一些药物。此外，还要避免过度运动和压迫腹部。

## ·不要吃易产气和难消化的食物

受剖宫产手术的刺激，肠道功能会受抑制，肠蠕动减慢，肠腔内有积气，容易在术后产生腹胀。若术后过多食用牛奶、糖类、黄豆、豆浆、红薯等易引发胀气的食物，不但会加重腹胀，也不利于伤口愈合。

一般来说，剖宫产妈妈正式泌乳的时间比顺产妈妈晚一些，泌乳量也会少一些，这是正常现象。剖宫产妈妈不要过于紧张和担心，应该放松心情，否则会抑制泌乳素分泌。剖宫产妈妈可以多喝些蔬菜汤、清淡的鱼汤，有利于促进乳汁分泌。

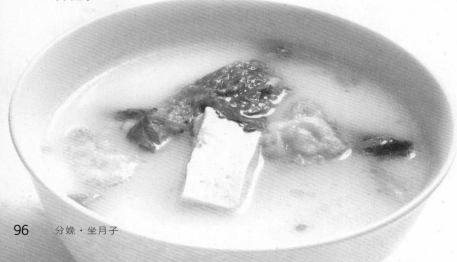

# 哺乳注意事项

## ·乳汁淤积的原因和表现

乳汁淤积是妈妈没有及时、有效地哺乳，乳汁分泌过多却没有及时排空，或在乳腺管还没通畅时就大补引起的。妈妈如果出现了乳汁淤积，乳房会出现肿块，肿块移动度好，表面光滑，肤色不变，按之胀痛，皮肤不热或微热，与肿块对应的乳孔无乳汁排出。乳汁淤积常发生在产后3~7天，或乳房受压后、生气后。如不及时处理，容易诱发急性乳腺炎，适时按摩能缓解淤堵疼痛。

## ·如何调理乳汁淤积

1 采取正确的哺乳姿势，妈妈和宝宝必须紧密相贴，即胸贴胸，腹贴腹，宝宝的下巴贴妈妈的乳房。妈妈可采取坐位、侧卧位，让宝宝含住乳头和大部分乳晕，宝宝的嘴与乳房含接好，避免妈妈乳头受损。

2 哺乳前，先按摩乳房，并用手指将乳汁挤向乳头处，使乳腺管通畅。

3 哺乳时，先从感受堵塞较重的那一侧乳房开始哺乳，宝宝饥饿时吸吮力最强，对疏通乳腺管有益。

4 仙人掌外敷疗法：将仙人掌去刺，捣成糊状敷在乳房硬肿处，并超过硬肿范围（腋窝处的淋巴结不予外敷），敷好后用纱布覆盖。仙人掌外敷法能消热化瘀，对产后乳汁淤积有益。而且，这种方法对今后的泌乳没有影响。

注：此方法有皮肤过敏的风险。妈妈可在身体其他部位涂少许测试，没问题再敷在乳房硬肿处。

5 将土豆洗净，去皮，削薄片，平敷在有硬块的地方，2小时换1次，能减轻乳汁淤积。

## ·乳汁淤积的饮食指导

1 不要刚生产完就喝催乳汤。因为刚生产完的妈妈身体还很虚弱，过早催乳，宝宝又吃不了那么多，反而会造成乳汁淤积。

2 建议有乳汁淤积的妈妈选择清淡饮食，减少浓汤的摄入，多吃新鲜的蔬菜、水果。

3 多吃一些清热散结的食物，如黄花菜、芹菜、丝瓜、苦瓜、油菜、番茄、莲藕、茭白、茼蒿、木耳、海带等。

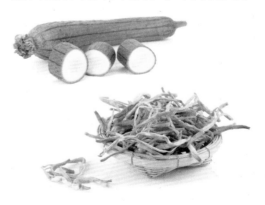

# 推荐食谱

## · 开奶一日食谱推荐

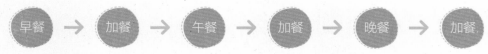

| 早餐 → | 加餐 → | 午餐 → | 加餐 → | 晚餐 → | 加餐 |
|---|---|---|---|---|---|
| 鸡蛋红糖小米粥<br>麻酱蒸饼<br>上汤娃娃菜<br>酱牛肉 | 草莓<br>腰果 | 香菇胡萝卜面<br>豆浆鲫鱼汤<br>腰果鸡丁<br>蒜蓉西蓝花 | 牛奶泡麦片 | 全麦馒头<br>花生红枣蛋花粥<br>清炒丝瓜<br>红烧牛肉 | 红豆百合<br>莲子汤 |

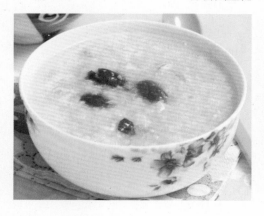

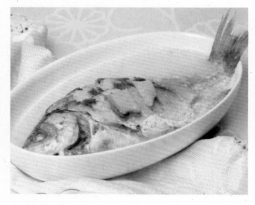

### 花生红枣蛋花粥

**材料** 糯米60克，大米40克，花生米
25克，红枣4颗，鸡蛋1个。

**调料** 蜂蜜10克。

**做法**

1 将花生米、糯米分别洗净，用水浸泡
4小时；将红枣洗净，去核；将大米
洗净，浸泡30分钟；将鸡蛋磕入碗
中，搅匀。

2 将清水入锅烧开，放入花生米、糯米、
大米，用大火煮沸后转成小火，放入
红枣后煮15分钟，将蛋液浇入粥中，
熄火凉至温凉后加蜂蜜即可。

### 豆浆鲫鱼汤

**材料** 豆浆500毫升，鲫鱼1条。

**调料** 葱段、姜片各15克，盐3克，料
酒少许，植物油适量。

**做法**

1 将鲫鱼去鳞，除鳃和内脏，去掉腹内
的黑膜，清洗干净。

2 向炒锅内加油烧至六成热，放入鲫鱼，
待鲫鱼两面煎至微黄，下葱段和姜片，
淋入料酒，加盖焖一会儿，倒入豆浆
煮沸后转用小火煮30分钟，放盐调味
即可。

**推荐理由** ————

鲫鱼有健脾利湿、活血通络、温中下气
的功效，与豆浆搭配，可促进产妇身体
的恢复，促进乳汁分泌。

## · 开奶一日食谱推荐

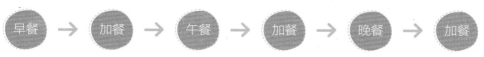

| 早餐 | 加餐 | 午餐 | 加餐 | 晚餐 | 加餐 |
|---|---|---|---|---|---|
| 蛋黄大米粥<br>紫薯花卷<br>白灼芥兰 | 燕麦南瓜粥<br>香蕉 | 米饭<br>牡蛎豆腐汤<br>姜丝紫苋菜<br>清炒四季豆 | 桂花酒酿<br>水果捞 | 玉米面发糕<br>红枣党参牛肉汤<br>油菜炒豆腐<br>烧二冬 | 红豆双皮奶 |

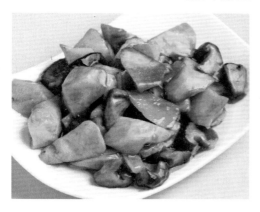

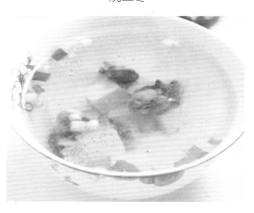

## 烧二冬

**材料**　鲜香菇150克，冬笋200克。

**调料**　姜片、葱段各5克，盐2克，老
抽、香油各适量。

**做法**

1　香菇洗净，切大块；冬笋去老根，凉
水下锅煮10分钟，取出，切滚刀块。

2　锅内倒油烧热，煸香姜片和葱段，放
入冬笋块、香菇块，调入老抽翻匀，
加适量清水大火烧开，转小火煮5
分钟。

3　转大火收汁，加盐调味，滴上香油即可。

**推荐理由** ————

这道菜具有补脾健胃、辅治便秘、排毒养
颜的作用。

## 牡蛎豆腐汤

**材料**　牡蛎肉80克，豆腐150克。

**调料**　盐1克，葱末5克，鱼高汤20
克，香油1克，水淀粉10克。

**做法**

1　将豆腐洗净，切块；将牡蛎肉洗净，
沥干。

2　向锅内倒油烧热，爆香葱末，放入鱼
高汤，用大火煮沸，下入豆腐煮熟，
再放入牡蛎肉煮1分钟，加入盐调味，
倒入水淀粉勾芡，淋入香油即可。

**推荐理由** ————

牡蛎具有滋阴、养血、补五脏之功效；
豆腐蛋白属优质蛋白质。二者搭配，具
有活血、充肌的作用。

# 宝宝护理注意事项

## · 脐带脱落前要小心护理

脐带是胎儿连接母体的通道，胎儿在子宫里通过脐带从母体获得营养。宝宝出生后，脐带就完成了它的历史使命。宝宝脐带脱落的时间会有差异，一般 3~7 天干燥后慢慢变为深色、变硬，然后自然脱落，有的宝宝可能会到 2 周或更长时间脐带才脱落。在脐带脱落前要小心护理：

**1** 每天清洁肚脐部位。重点清洁白色的脐带根部，宝宝的肚脐处痛感不敏感，妈妈可以放心清洁。

**2** 清洁完毕，要用干净的毛巾将肚脐处的水分擦干。

**3** 用棉花棒蘸 75% 的酒精，一只手轻轻提起脐带的顶端，另一只手用酒精棉签仔细清洁脐带根部，然后用干棉签擦干水分。一般一天 1~2 次即可，这样可以保持脐部干燥，加快愈合速度。

**4** 每次换尿布或纸尿裤时，需要检查脐部是否干燥。如发现脐部潮湿，就用 75% 的酒精再次擦拭。 酒精的作用是使肚脐加速干燥，干燥后脐带易脱落，也不易滋生细菌。脐带脱落后，也可按此方法护理。

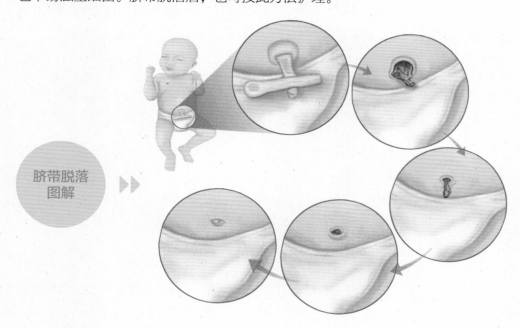

脐带脱落
图解

## · 如何给宝宝穿连体衣

穿连体衣应该先穿裤腿再穿袖子。正确穿连体衣的方法如下：

1  穿连体衣要从脚下穿起。父母可以将一条裤腿卷起来，套入宝宝的一只脚上，然后展开裤腿，另一只裤腿同样操作。

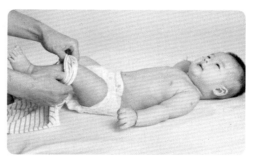

2  然后一手握住宝宝的脚踝，轻轻抬起宝宝的双腿，就可以把连体衣套过宝宝的屁股了。

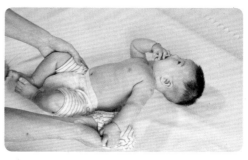

3  接着将袖管卷起来，套入一只胳膊，然后展开袖子，另一只胳膊也这样穿。

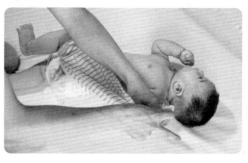

4  最后系扣子。

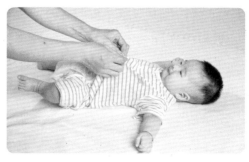

## 正确给宝宝洗澡，健康又安全

### 洗澡前的准备

**1** 选择合适的时间：不要在宝宝吃饱后立即洗澡，以防宝宝洗浴中出现不适或呕吐。若宝宝身体不舒服，如出现拒绝吃奶、呕吐、咳嗽、体温达 37.5℃以上等，不宜洗澡。

**2** 洗澡的时长：对宝宝来说，洗澡是非常消耗体力的。因此，每次洗澡的时间最好在 10 分钟左右，在温水中浸泡的时间最好不要超过 5 分钟。

**3** 注意室温和水温：洗澡的最佳室温在 28℃。不要在通风处洗澡，以防宝宝受凉。要保持适宜的水温，夏天水温应保持在 37 ~ 38℃，冬天以 37~40℃为宜。

**4** 除去饰物：洗澡前，家长要摘下手表、手链、戒指等物品，并要注意修剪指甲，以防抓伤宝宝。给宝宝洗澡前，家长要先用肥皂洗净自己的双手。

### 清洗全身

**1** 选用婴儿沐浴露，取 5 ~ 10 毫升倒入洗澡水中，搅拌至产生泡沫。

**2** 妈妈拿掉裹在宝宝身上的毛巾，慢慢地将其放入水中。

**3** 用一只胳膊托着宝宝的后背和脖子，让宝宝呈半躺半坐的姿势。按照双手、胳膊、肩膀、脖子、前胸、肚子、腿和后背的顺序来洗。需要注意的是，宝宝身体的褶皱处，如脖子、腋下、腹股沟等，一定要彻底清洗干净，避免汗渍、大小便的残留等阻塞皮肤毛孔引起毛囊炎。

**4** 小心地把干净的温水淋到宝宝的身上冲洗，将宝宝身体浸在干净的水里 10 秒钟左右再将宝宝抱出来。

**5** 用毛巾包住宝宝全身，轻拍擦干。宝宝身体擦干后，如果情绪安稳，可以继续按摩抚触。

# 宝宝可能遇到的问题

## · 新生儿肺炎怎么办

新生儿肺炎是指出生后 24 小时内，或数天内出现发热、咳嗽、呼吸困难等情况的新生儿呼吸系统感染性疾病。分为吸入性肺炎和感染性肺炎，新生儿肺炎是临床常见病，四季均易发生，以冬、春季为多。如治疗不彻底，易反复发作，影响孩子发育。

## · 日常护理

1 新生儿得了肺炎往往不愿吃奶，应注意补充足够的液体和热量，除注意喂奶外，还可输葡萄糖液。

2 由于吸奶时会加重憋喘，不要用奶瓶喂奶，应改用小勺喂。

3 要密切观察宝宝的体温变化、精神状态、呼吸情况。

4 患儿因发热、出汗、呼吸快而失去的水分较多时，要多喂水，这样也可以使咽喉部湿润，使稠痰变稀，呼吸道通畅。

5 室内空气要新鲜，太闷太热对肺炎患儿都非常不利，可使咳嗽加重，痰液变稠，呼吸更为困难。室内的湿度也要适宜，地上应经常洒些水，使室内空气不要太干燥。

6 要注意宝宝鼻腔内有无干痂，如有可用棉签蘸水后轻轻取出，以解决因鼻腔阻塞而引起的呼吸不畅。

## · 如何预防

1 在少数情况下，孕妈妈阴道内的细菌和支原体等可能会进入子宫，并经胎盘感染胎儿。所以，孕妈妈要保持生活环境的清洁卫生，更加要注意个人卫生，远离一切感染性疾病。

2 孕妈妈要做好产前检查，及时发现妊娠高血压、胎位不正、脐带缠绕、受压、过期妊娠等可能引起胎儿宫内缺氧的因素，产科医生会采取相应的监护和治疗措施，以尽量减少吸入性肺炎的发生及减轻疾病的严重程度。

3 出生后感染新生儿肺炎多因接触病毒、细菌感染而引起，所以爸爸妈妈要给宝宝布置一个干净、舒适的生活环境。此外，宝宝所用的衣被、尿布应柔软、干净，哺乳用具应彻底消毒。

4 为防止乳汁吸入性肺炎，妈妈在给宝宝喂奶时一定要仔细。母乳喂养时姿势要正确，乳汁过多可以用手捏着乳头喂奶，防止乳汁喷出呛着宝宝。

5 患感冒的成人要尽量避免接触新生儿，若母亲感冒，应戴口罩照顾孩子和喂奶。

## · 就医时机

家人一旦发现宝宝出现精神状态不佳、呼吸困难、拒奶、吐奶或呛奶等症状，应立即就医诊治，以免延误病情。

# 产后第5天

## 妈妈身体情况

### · 奶水开始增多，注意进行胸部保养

宝宝的吸吮能力不断增强，奶水的分泌也开始增多。妈妈可以每天进行胸部保养。

1 喂乳前柔和地按摩乳房，有利于刺激泌乳反射。

2 注意乳房卫生。经常用温水擦洗，不要用肥皂、酒精等擦洗，以免引起局部皮肤皲裂。

3 用正确的姿势喂奶。让宝宝含着乳头和大部分乳晕。每次哺乳，最好能两侧乳房交替进行。

4 哺乳结束后不要强行用力拉出乳头，以免乳头损伤，可按压宝宝下颌，待宝宝嘴巴松开后再取出乳头。

5 学会正确的挤奶方法，避免乳房疼痛和损伤。

6 哺乳期要戴合适的乳罩来改善乳房的血液循环。如果还没有奶水可自行开奶或请催乳师。

### · 子宫还没有恢复正常

此时的子宫正在慢慢恢复，但还没有恢复到正常大小，此时你的肚子看上去并没有小太多，而且肚皮也有不同程度的松弛，腹部的那条黑色的中线还是很明显的。

### · 恶露开始减少

从这两天开始，妈妈排出的恶露量开始有所减少，且颜色开始变淡，呈淡红色，因其中的浆液含量增多，被称为浆液恶露。这种恶露一般会持续10天左右，因其中含有细菌，因此这期间一定要注意私处的清洁和卫生。

> 马医生贴心话
>
> **可以做做子宫按摩，加速收缩**
>
> 为了促进子宫恢复，顺产妈妈可借助子宫按摩（把手放在肚脐周围，做顺时针环形按摩），以加速子宫收缩。子宫收缩的同时，恶露也会随之排出体外。另外，哺乳也有助于子宫恢复。

# 产后恢复措施

## · 做提肛运动，改善阴道松弛现象

提肛运动就是有规律地往上提收肛门，然后放松，通过一提一松的运动锻炼盆底肌肉，可改善尿失禁，还能促进局部血液循环，预防痔疮。收缩、放松肛门，每次3秒，重复10次，此为1组。可以用坐、站、躺3种不同的体位分别做1组，每天至少重复练习2次。

## · 可以洗头了，但要避免着凉

产后妈妈新陈代谢旺盛，汗液分泌多，容易导致头皮和头发变脏，所以妈妈应该及时洗头，保持个人卫生。今天大多数顺产妈妈能洗头了，剖宫产妈妈最好1周后再洗。

洗头的方法还是很重要的，需要注意以下几点：

1 洗头的水温最好控制在37℃左右。

2 产后头发较油腻，也容易脱发，所以洗发用品最好选择温和、无刺激的。

3 洗头时要注意清洗头皮，且用指腹按摩头皮，有利于促进头皮的血液循环。

4 洗后要及时把头发擦干、吹干，避免着凉。

5 如果头发未干不要急着扎起来，也不要马上躺下睡觉，否则容易引起头痛、颈痛。

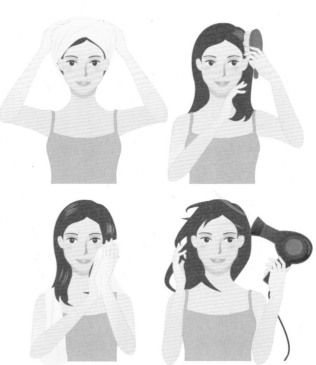

妈妈洗头后一定要注意保暖，否则容易引起头痛、颈痛等

### · 多下床走动，有利于身体恢复

剖宫产妈妈的伤口虽然还没有完全愈合，但也不必每天躺在床上。产后第 5天，可以在身体条件允许的情况下多下床走动走动，这样有利于身体恢复。

### · 剖宫产妈妈多吃富含维生素的食物

剖宫产妈妈应多吃一些蔬果、鸡蛋等富含维生素的食物，因这些食物能够促进血液循环、改善皮肤代谢功能，还有助于伤口修复。

### · 术后 7 天内使用腹带

剖宫产的妈妈在手术后 7 天内最好使用腹带包裹腹部，这样可以促进伤口愈合。另外，如果妈妈内脏器官有下垂症状，最好绑上腹带，腹带对内脏有托举作用，可防止内脏下垂。

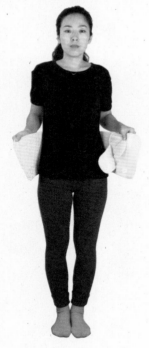

**1** 把腹带展开，双手拿住腹带两端，里面贴近身体，使正中位置位于腰后。

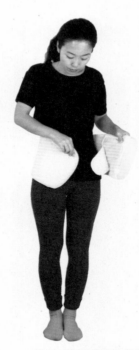

**2** 将腹带没有魔术贴的一端围到腹部。

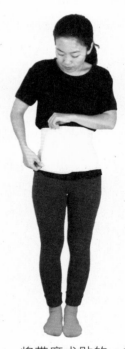

**3** 将带魔术贴的一端也围过来，两端粘合在一起。

# 哺乳注意事项

## ·乳头皲裂的原因和表现

乳头发生大小不等的皮肤裂口称为乳头皲裂。有乳头皲裂的妈妈在哺乳时疼痛难忍，裂口中分泌物干燥后，结成黄色痂皮，因此会发生干燥性疼痛。乳头皲裂发生的原因：分娩后未能掌握正确喂哺技巧，宝宝吸吮不正确，喂奶不当，喂奶时间过长，用肥皂、酒精等清洁乳头。

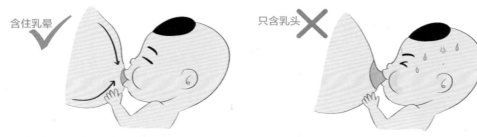

含住乳晕 ✓　　只含乳头 ✗

## ·乳头皲裂还能继续哺乳吗

轻微的乳头皲裂（没有裂口）是可以继续哺乳的。如果皲裂的程度较重（裂的口子大而且出血，疼痛感加重），应该暂停哺乳，但是可以将乳汁挤出，装进奶瓶喂食。

## ·如何调理乳头皲裂

1 哺乳前先按摩乳房，按摩的同时挤出少量乳汁使乳晕变软。妈妈取舒适体位，用湿热毛巾敷乳房和乳晕3~5分钟。同时按摩乳房来刺激排乳反射，挤出一些乳汁，这样乳晕变软便于宝宝含吮。

2 先用疼痛轻的一侧乳房哺乳，注意将乳头及2/3的乳晕含在宝宝口中，还要注意变换宝宝的吃奶位置，以减轻吸吮对乳头的刺激，以防乳头皮肤皲裂加剧。

3 终止喂奶时，妈妈应用食指轻轻将宝宝下颌按压一下，宝宝会自动吐出乳头，千万不要强行将乳头拉出，这样会损伤乳头。

4 用乳汁滋润乳头。哺乳后，妈妈可挤出适量乳汁涂在乳头和乳晕上，不要着急穿衣服，先让乳头露在外面，直到乳头干燥。乳汁有抑菌的作用，且富含蛋白质，有利于乳头破损皮肤的愈合。

5 对已经皲裂的乳头，可以每日用羊脂膏或维生素 E 涂抹伤口处，促进伤口愈合。也可以先用温水清洗乳头，接着涂 10% 鱼肝油铋剂，或复方安息香酊，或用中药黄柏、白芷各等份研末后用芝麻油或蜂蜜调匀涂于患处。

6 如果乳头皲裂加重，可暂时停止哺乳 24 小时，但可以将乳汁挤出，用奶瓶或小杯或小匙喂给宝宝。

7 穿戴宽松的内衣和棉质胸罩，必要时放入乳头保护罩，以利于空气流通，促进乳头伤口愈合。

## ·乳头保护罩的使用方法如下

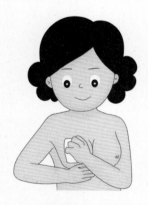

1 使用前先用温水清洗乳头及乳晕。

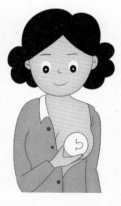

2 将乳头保护罩的一面置于乳头上，并与妈妈乳房紧贴。

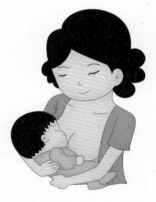

3 先用手指轻压保护罩四周，再给宝宝喂奶，能在一定程度上减轻疼痛。

# 推荐食谱

## · 开奶一日食谱推荐

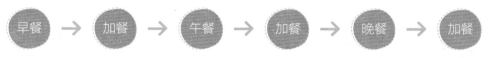

| 早餐 | → | 加餐 | → | 午餐 | → | 加餐 | → | 晚餐 | → | 加餐 |
|---|---|---|---|---|---|---|---|---|---|---|

滑蛋牛肉粥　　番茄菠菜　　　米饭　　　　木瓜牛奶露　　什锦面　　　荔枝红枣粥
鸡蛋南瓜软饼　蛋花汤　　　　香菇油菜　　综合坚果碎　　猪血菠菜汤
墨鱼炖胡萝卜　　　　　　　　鲈鱼豆腐汤　　　　　　　　金针菇蒸鸡腿

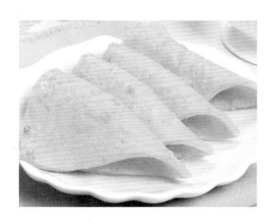

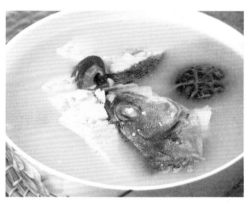

## 鸡蛋南瓜软饼

**材料**　面粉 120 克，去皮南瓜 80 克，鸡蛋 1 个，干酵母 2 克。

**调料**　白糖 2 克。

**做法**

1 去皮南瓜洗净，去内瓤，蒸软，用勺子碾成细腻的南瓜泥。

2 面粉、白糖、干酵母、南瓜泥和适量温水，用筷子搅匀成南瓜面糊，加盖醒发 2 小时，磕入鸡蛋，用筷子搅拌均匀。

3 锅内倒油烧热，舀入适量南瓜面糊，转动锅使面糊铺满锅底，用小火将面饼煎至底部金黄后翻面，另一面也煎成金黄色即可。

## 鲈鱼豆腐汤

**材料**　鲈鱼 1 条，豆腐、鲜香菇各 50 克。

**调料**　葱花、姜片各 5 克，盐 2 克。

**做法**

1 将鲈鱼处理干净，切块，入锅略煎，盛出；将豆腐洗净，切块；将香菇去蒂，划上十字形。

2 将锅置于火上，放入适量清水，加入姜片烧开，放入豆腐块、鱼块、香菇，炖煮至熟，撒上葱花，加盐调味即可。

**推荐理由** ————

鲈鱼有益气健脾、滋养胃阴、利尿消肿、清热解毒的功效；豆腐可健脾利湿。二者搭配，对脾胃虚弱导致的腹胀有益。

## · 开奶一日食谱推荐

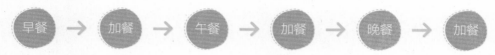

早餐 → 加餐 → 午餐 → 加餐 → 晚餐 → 加餐

| 玉米面馒头<br>绿豆薏米粥<br>开洋白菜 | 奶汤茭白 | 米饭<br>青菜烧肉圆<br>麻油猪腰 | 玉米胡萝卜粥 | 南瓜薄饼<br>油菜香菇魔芋汤<br>番茄炒鸡蛋 | 鲫鱼豆腐汤 |

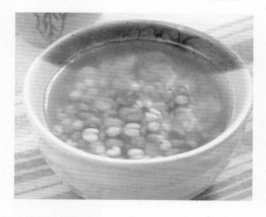

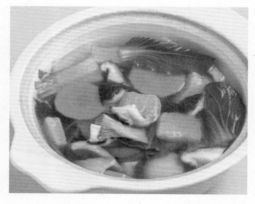

### 绿豆薏米粥

**材料** 大米 50 克，绿豆、薏米各 30 克。

**做法**

1 将绿豆、薏米分别洗净，浸泡 4 小时；将大米洗净。

2 向锅内放入适量清水，用大火烧开，加入绿豆和薏米煮沸，转用小火煮至六成熟，放入大米，用大火煮沸后转用小火继续熬煮至米烂粥稠即可。

**推荐理由** ———

绿豆有清热解毒、利水消肿之功效；薏米可健脾利水、清热排脓。二者搭配煮粥，可清热除烦，对消除产后水肿有益。

### 油菜香菇魔芋汤

**材料** 油菜 80 克，鲜香菇 100 克，魔芋豆腐、胡萝卜各 50 克。

**调料** 盐 2 克，香油适量。

**做法**

1 油菜洗净，切成小段；鲜香菇洗净，去蒂，切小块；魔芋豆腐洗净，切块；胡萝卜洗净，切圆薄片。

2 锅中倒入清水大火烧开，放香菇块、魔芋块、胡萝卜片烧至八成熟，放油菜段煮熟，加盐调味，淋上香油即可。

**推荐理由** ———

油菜与香菇、魔芋搭配可健脾胃、促进肠道蠕动。

# 宝宝护理注意事项

## · 宝宝有鼻屎千万不要用手抠

在正常情况下，新生儿的鼻孔会进行"自我清洁"。如果空气很干燥，鼻孔里可能结有鼻屎，造成新生儿不舒服——因为新生儿出生后头几个星期还不会用嘴呼吸。这时，妈妈要注意不要用手直接去抠，最好用吸鼻器处理，也可以将一小块医用棉球蘸湿，轻轻放入鼻孔转动，把鼻屎带出，最好选择在哺乳时进行。

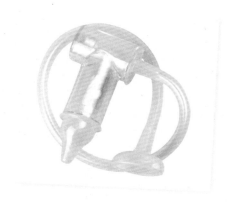

## · 不要挖耳屎

宝宝的耳道很小很娇嫩，不能像大人一样给宝宝挖耳屎。不用担心宝宝耳道中的耳屎，因为它们会随着宝宝的咀嚼、张口或打哈欠的活动，借助于下颌等关节的运动而自行脱落，并排出耳道。

如若洗澡时耳孔不慎进水，可以将新生儿的头转向进水一侧，用棉棒对耳郭进行清洁。注意，只能清洁到耳孔，不宜深入，以免把耳垢推向深处而引起耳道堵塞。

## · 经常给宝宝修剪指甲

宝宝的指甲长得很快，很容易抓伤自己。为避免这种情况的出现，父母要及时给宝宝修剪指甲。

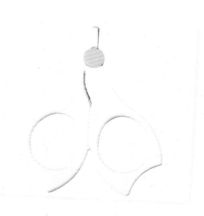

最佳时间：

1. 宝宝熟睡时。

2. 宝宝洗完澡后安静地躺在床上时。

使用工具：

宝宝专用指甲剪或钝鼻指甲剪。

宝宝的指甲柔软而光滑，注意不要剪得太短，以免不小心伤到宝宝，修剪光滑平整即可。

## 宝宝的衣服要分开清洗

为避免细菌的交叉感染，宝宝衣服的清洗需要注意以下几点。

1 要用专门的盆单独手洗。

2 洗涤时要用宝宝专用肥皂清洗宝宝的贴身内衣，不要用漂白剂。

3 漂洗时，要用清水反复过水2~3次，直到水清为止。

4 最好在太阳下暴晒消毒，如遇到阴天，可以用熨斗熨一下，这样也可以达到消毒和杀菌的目的。

## 宝宝眼部护理不容忽视

新生儿的眼睛十分脆弱，对眼部护理时要使用棉球、生理盐水或温水。把棉球蘸湿，从内眼角向外眼角轻轻擦拭。如果新生儿一直流泪，或出现较多的黄色黏液使眼皮粘连，应请医生诊治。

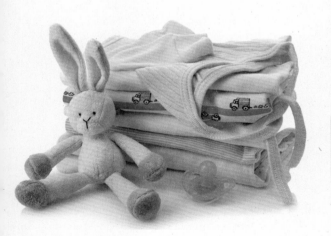

## 避免异物进入宝宝的眼睛

瞬目反射是眼睛的一种保护性反射，可以使角膜保持湿润，防止异物进入眼睛，但宝宝的瞬目反射尚不健全，不能自动阻止异物进入眼内。所以，日常生活中要注意以下细节，避免异物进入宝宝的眼睛。

1 保持宝宝周围环境清洁、湿润；宝宝躺在床上时不要清理床铺，避免灰尘进入宝宝眼内；打扫室内卫生时要把宝宝抱走。

2 给宝宝洗澡时要避免洗发露、沐浴液等进入宝宝的眼睛。一旦有异物进入眼睛，不要用手揉搓，可用干净的棉球蘸生理盐水或温水将异物轻轻沾出。

马医生贴心话

### 宝宝"惊跳"是神经不成熟的表现

宝宝常会在睡着之后出现局部肌肉抽动现象，尤其当受到外界刺激时（如声音或强光等），会出现双手向上张开，又迅速收回，有时还伴有啼哭的"惊跳"反应，这些都是宝宝神经系统不成熟导致的。不用过于担心，只要用手按一下宝宝的身体，就可以使他安静下来。

# 宝宝可能遇到的问题

## · 新生儿脐炎怎么办

宝宝出生后，脐带会被剪断，脐带的使命也宣告结束。但是，新生儿脐部特别容易滋生细菌，一旦护理不当，就会引起感染，导致发炎，严重的还会引起菌血症和败血症。因此，新手妈妈一定要精心护理。

| 阶段 | 症状 |
|------|------|
| 初期 | 新生儿脐带脱落后，伤口迟迟不愈，根部发红，脐窝湿润、流水 |
| 中期 | 脐带周围皮肤发生红肿，脐窝有黏液或脓性分泌物，有臭味 |
| 重症 | 出现脐部脓肿，波及大部分腹壁，同时伴有哭闹、高热、拒食、呕吐等症状 |

## · 日常护理

1 当宝宝脐部略有红肿（属于轻度发炎），或有少量黏液渗出时，可用消毒棉签擦净渗出物，然后用3%的过氧化氢清洗，再用75%的酒精棉球湿敷脐部，每天2次。

2 如果室内温度较高，且阳光可照到室内，可将宝宝的脐部曝露在日光下晾晒，每日1次，每次10分钟。

3 局部用烤灯照射10分钟（要注意防止烫伤），有利于脐部的愈合。

4 有脓性分泌物并带有臭味时，应遵医嘱服用药物。

## · 如何预防

1 尿布不要遮盖住宝宝的脐部，并及时为宝宝换下已经被大小便污染的尿布，以防污染脐部，导致新生儿脐炎。

2 洗澡时要注意保护宝宝的脐部，使其免受污染；洗完澡后，应拿消毒纱布或棉签将脐带周围的水分吸干。

3 每天用75%的酒精对脐带根部和周围皮肤进行消毒。用消毒棉签蘸取75%的酒精擦洗脐部创面2次（上午1次，下午1次，不要过多使用）。注意擦洗时按环形由内向外一次完成，不要用一根棉签反复涂擦，以免引起感染。

4 脐带脱落后，用酒精棉球消毒刚脱落脐带的脐窝，然后用消毒纱布覆盖，以免脐窝被衣服或尿布摩擦。

## · 就医时机

宝宝出生后5～15天，脐带残端会变干变黑，自动脱落。残端脱落后会留下一个小伤口，通常需要7～10天才能完全愈合。如果宝宝出现发热、嗜睡、食欲缺乏或其他不适症状，一定要及时咨询医生，可能是脐部感染的信号。

# 产后第6天

## 妈妈身体情况

### · 可以做产褥操了

妈妈产后6~7天就可以开始练习产褥操，以促进子宫复原和恶露的排出，促进膀胱功能的恢复，加强胃肠功能，预防静脉血栓的形成，还可以促进盆底肌肉和韧带紧张度的恢复，放松全身肌肉。对于难产、剖宫产产妇，可以将开始活动时间往后顺延。

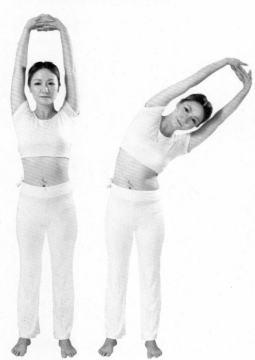

### · 会阴部的清洗仍然很重要

住院期间，护士会每天给妈妈擦洗会阴2次。回家后，要坚持每天清洗会阴2次，注意大便后的清洗。可以用棉球蘸上生理盐水或者无菌清水擦洗会阴，擦洗时先擦阴道口和两侧阴唇，从前往后擦洗，最后擦肛门。注意不要从后往前擦，否则会导致会阴部被细菌感染。

### · 常叩齿，防牙齿松动

叩齿，即空口咬牙，是一种常见的牙齿保健方法，它不仅可以增加牙齿的自洁作用，增强牙体本身的抵抗力，同时有助于防止牙齿松动。

产后妈妈很容易因为钙的缺乏而出现牙齿松动，每天做做叩齿运动，可有效预防牙齿不适。

做法很简单，每天早晚各叩齿36次左右。注意用力均匀，速度适宜。

### ·空闲时闭目养神，保护眼睛

白天在照料宝宝之余，要经常闭目养神，减少看书、看电脑、玩手机等，以免视疲劳。可用热毛巾敷在眼睛上，对缓解眼睛疲劳很有帮助。

 马医生贴心话

**不要猛然站起、蹲下**

当妈妈的韧带尚未恢复时，应避免负重下蹲、起坐过猛、过早做剧烈运动等，这些会导致妈妈耻骨联合分离、骶髂骨间韧带难以恢复，从而造成劳损，产生疼痛。

## 产后恢复措施

了解可能引起会阴伤口疼痛的原因，有助于找到缓解疼痛的方法，对症下药，促进伤口恢复。

### ·伤口创伤痛

会阴侧切术虽然是一个小手术，但也需要打麻药，然后切开皮肤、皮下脂肪、黏膜肌层，而麻药过后，伤口疼痛是正常的。正常情况下，手术当天疼痛感比较重，两三天后疼痛明显减轻。

### ·水肿导致疼痛

伤口出现了水肿，可以通过照射红外线灯或湿敷来消除水肿，缓解疼痛。

### ·血肿导致疼痛

伤口内部出血，积聚在伤口里无法排出，最终导致产道血肿，伤口周围皮肤颜色发紫、瘀肿，碰触时疼痛感强烈。应该马上止血，清理淤血。

### ·感染导致疼痛

伤口出现红、肿、痛、热，并且妈妈还会出现全身发热，这时处于感染早期，需要进行抗炎治疗并且配合局部热疗来控制炎症、缓解疼痛。如果感染加重，炎症继续发展会导致伤口化脓，这就需要拆线将脓液引流出来，炎症消退后再进行二次缝合。

### ·缝合线未吸收导致疼痛

如果缝合线没有被吸收，会出现瘢痕略突出、缝合线穿出、溃破流液，一般缝合线完全排出后伤口就能愈合。疼痛时可以用浸有 1∶5000 的高锰酸钾溶液的纱布湿敷伤口 10 分钟，再涂上红霉素软膏。每天湿敷 2~3 次。

### ·硬结导致疼痛

炎症、缝合线没有吸收等原因造成纤维组织增生出现硬结，引发疼痛。这时可以通过照射红外线进行局部理疗来缓解，还可以用热毛巾湿敷 15 分钟，每天 2 次。

## · 剖宫产的伤口需要多长时间痊愈

剖宫产分娩后，身体抵抗力较弱或腹部脂肪较厚的妈妈容易伤口感染。另外，有些妈妈因体质关系，瘢痕会越长越大，不但影响外观，还会有瘙痒的困扰，处理起来十分棘手。妈妈如果有这种体质，手术后不久应该使用硅胶片，以减少瘢痕疙瘩的发生。剖宫产不需要拆线，但完全恢复需要 4~6 周。

## · 剖宫产术后护理

剖宫产的伤口比较大，妈妈最好待伤口结痂自然脱落，不要过早地揭伤口的结痂，否则容易引起发炎。应保持伤口处的卫生，及时擦去汗液，不要用手抓挠，也不要用衣服摩擦瘢痕来止痒，还应避免太阳直射，以免导致色素沉着。为了促进伤口及时愈合，妈妈应多吃鸡蛋、瘦肉、水果和蔬菜等，以促进血液循环，改善表皮的代谢功能。

## · 排便不要太用力，避免撕裂伤口

术后妈妈很容易出现排便困难的情况，如果上火，排便就更吃力，这时千万不要太用力，否则会导致伤口撕裂。可以用些开塞露、香油等来润滑肛门，促进粪便排出。平时多食用富含膳食纤维和水分的食物。

 马医生贴心话

### 多吃富含铁、维生素 C 的食物

剖宫产的妈妈失血较多，容易患上产后贫血，因此需要多进食含铁丰富的食物。食物中铁的存在形式一般有两种：血红素铁和非血红素铁。身体能很好地吸收的是血红素铁，它主要存在于动物组织中，如牛肉、猪瘦肉、肝、肾、蛋黄、血类等；而身体不能很好地吸收的是非血红素铁，它主要存在于植物性食物中，如谷类、豆类、西蓝花、木耳等。剖宫产妈妈还应适量补充维生素 C，多吃富含维生素 C 的食物，以促进铁的吸收。

# 哺乳注意事项

## · 奶水不足，及时补充奶粉

宝宝生长发育需要获取足够的热量，此时，如果妈妈的奶水仍然不够宝宝吃，应该及时补充配方奶了。在选择奶粉时一定要慎之又慎。

### 根据宝宝月龄选择

宝宝在生长发育的不同阶段需要的营养是不同的，例如，新生儿与7~8个月的宝宝所需要的营养就不一样。奶粉说明书上都有适合的月龄或年龄，可按需选择。

### 根据宝宝健康情况选择

有的宝宝对牛奶蛋白过敏、对乳糖不耐受，或由于早产对营养有特殊需求，需要选择有治疗意义的配方奶。如早产儿可选早产儿奶粉，待体重发育至正常（大于 2500 克）后再更换成普通配方奶；患有慢性腹泻导致肠黏膜表层乳糖酶流失、有哮喘和皮肤疾病的宝宝，可选择脱敏奶粉；缺铁的宝宝可补充强化铁奶粉。

## · 混合喂养后，还能改为纯母乳吗

只要妈妈奶量能满足宝宝需求，可以随时放弃奶粉，而转为纯母乳喂养。不过混合喂养的宝宝容易发生乳头混淆、偏爱奶粉等情况，使恢复母乳喂养不顺利，因此混合喂养要注意以下一些方面，当妈妈奶量增加时，才能更顺利地回到纯母乳喂养。

### 刻意增加母乳喂养次数

有的妈妈刚开始奶量少，但随着产后身体的恢复，母乳量可能会不断增加，如果因为奶量少就减少喂养次数，只会让奶越来越少。要牢记"奶水是越吃越多"这条真理，即使给宝宝添加奶粉，也要刻意增加宝宝对乳房的吸吮频率，刺激泌乳。

### 坚持母乳优先

如果每次哺乳的母乳量不够，应先母乳喂养再用奶瓶喂配方奶，避免乳头混淆。对于已经偏爱奶瓶的宝宝，妈妈哺乳时可以先用手挤的方式引发奶阵，使奶水流出来，让宝宝在前几口就能吃到奶，逐步改变宝宝偏爱奶瓶的情况。

---

### 妈妈经验谈

**每天早上空腹喝一杯温开水，促进乳汁分泌**

早上空腹喝一杯温开水可以促进肠胃蠕动，起到清洁肠道的作用，避免产后便秘。同时，及时补充夜里流失的水分，对促进乳汁分泌也很有好处。哺乳妈妈最好在每次哺乳前先喝点温开水，这样能够促进血液循环，增加乳汁分泌量。

# 推荐食谱

## · 开奶一日食谱推荐

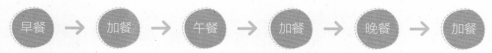

早餐 → 加餐 → 午餐 → 加餐 → 晚餐 → 加餐

| 玉米面发糕<br>三丝蒸白鳝<br>当归生姜枸杞牛肉汤 | 滑蛋牛肉粥 | 海米豆皮黄瓜<br>三鲜水饺<br>红豆鲤鱼汤 | 牛奶红枣羹 | 米饭<br>蛋香萝卜丝<br>菠菜肉片汤 | 猪肝蛋黄粥 |

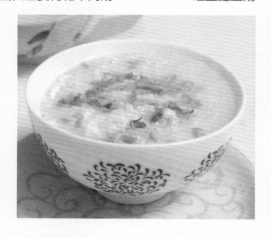

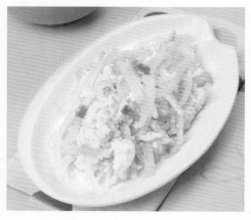

## 滑蛋牛肉粥

**材料** 牛里脊肉50克，大米100克，鸡蛋1个。

**调料** 姜末、葱花、香菜末、盐各适量。

**做法**

1 将牛里脊肉洗净，切片，加1克盐腌30分钟；将大米淘净。

2 将锅置于火上，加入适量清水烧开，放入大米煮至将熟，将肉片下入锅中煮至变色，将鸡蛋打入锅中搅散，粥熟后加盐、葱花、姜末、香菜末即可。

**推荐理由** ———

牛肉有补脾胃、益气血、强筋骨的作用；鸡蛋可补充体力。二者与大米搭配，有助于改善妈妈中气不足、气血两亏的症状。

## 蛋香萝卜丝

**材料** 白萝卜200克，鸡蛋1个。

**调料** 葱花5克，盐2克。

**做法**

1 将白萝卜洗净，去皮，切丝，加少许盐、凉白开水腌渍；将鸡蛋打散，倒入少许凉白开、盐，将其打成蛋液。

2 将锅置于火上，放油烧热，放入白萝卜丝，大火翻炒，待萝卜丝将熟时，撒入葱花并马上淋入蛋液，炒散即可。

**推荐理由** ———

鸡蛋可补钙、增强免疫力；白萝卜有消积滞、宽中下气的功效。蛋香萝卜丝清淡脆嫩，肠胃功能不佳、产后体虚者食用有益。

## · 开奶一日食谱推荐

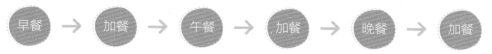

早餐 → 加餐 → 午餐 → 加餐 → 晚餐 → 加餐

| 早餐 | 加餐 | 午餐 | 加餐 | 晚餐 | 加餐 |

花卷
生滚鱼片粥
木耳炒丝瓜

醪糟蛋花汤

米饭
香菜炒猪血
清蒸冬瓜排骨

三鲜豆腐汤

番茄鸡蛋面
虾仁豆腐
炒芦笋

牛奶红枣粥

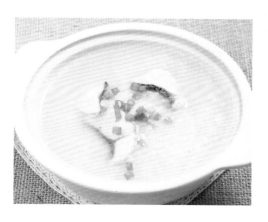

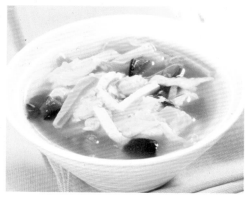

## 生滚鱼片粥

**材料** 黑鱼片50克，大米100克。

**调料** 葱花、姜末、料酒各5克，盐1克。

**做法**

1 将大米洗净；将黑鱼片洗净，加姜末、料酒拌匀，腌渍15分钟。

2 向锅内倒水煮沸，放入大米煮软，倒入黑鱼片煮3分钟，加葱花、盐调味即可。

**推荐理由**

黑鱼有去瘀生新、补肝肾、补脾利水的功效，可治疗水肿，对女性身体虚弱有益。黑鱼与大米搭配，有助于妈妈恢复体力。

## 三鲜豆腐汤

**材料** 豆腐200克，干贝20克，鸡蛋1个，火腿肠1根，小白菜1/2棵，鲜香菇4朵。

**调料** 盐少量。

**做法**

1 将干贝洗净，泡发；将香菇洗净，撕成小块；将小白菜洗净，斜切成片；将火腿肠、豆腐分别洗净，切成细条；将鸡蛋打散，滴两滴生抽，搅匀。

2 向锅中倒油烧热，放入香菇块炒至出水，将干贝与泡发的水一起倒入锅中，加适量清水，煮沸；加入火腿肠条、豆腐条、小白菜片，开锅后再煮3分钟，倒入鸡蛋液，调入盐稍煮即可。

# 宝宝护理注意事项

## ·男宝宝私处的清洁

**① 包皮清洗**：在男宝宝周岁前不必刻意清洗包皮，因为这时宝宝的包皮和龟头还长在一起，过早翻动柔嫩的包皮会伤害宝宝的生殖器。

**② 水温适当**：水温控制在38℃左右，保护宝宝的皮肤及阴囊不被烫伤。阴囊是男性身体温度最低的地方，最怕热，高温会伤害成熟男性睾丸中的精子。宝宝睾丸中此时虽没有精子，但也必须注意防止烫伤。

**③ 切莫挤压**：宝宝的阴茎和阴囊布满筋络和纤维组织，又曝露在外，十分脆弱。洗澡时要特别注意，不要因为紧张慌乱而用力挤压这些部位。

**④ 阴囊褶皱的清洗**：把宝宝的阴茎轻抬起来，轻柔地擦洗根部。阴囊多有褶皱，较容易积聚污垢，家长可以用手指轻轻地将褶皱展开后擦拭。阴囊下边也是隐蔽之所，包括腹股沟附近，都是尿液和汗液常会积留的地方，要着重擦拭。

## ·女宝宝私处的清洁

女宝宝的尿道较短，如果不注意卫生，细菌、真菌可以经较短的尿道进入膀胱，引起泌尿系统炎症。而阴道口也时常留有少量分泌物，若不加清洗，将为病菌繁殖创造有利条件，引起生殖器炎症。为女宝宝清洗外阴部一般在宝宝就寝前或者大便后进行。外阴部一般用温水清洗即可，水温太高容易烫伤。需要注意的是，妈妈洗护的用具和宝宝的用具要分开。清洗时要注意以下几点：

**① 从前向后**：要遵循从前向后的原则，先从小便的部位从中间向两边清洗小阴唇部分，再从前往后清洗阴部及肛门。最后要仔细擦净大腿根缝隙中的水分。

**② 洁具卫生**：给宝宝擦拭阴部时，最好把毛巾用开水烫洗后再用。如果使用婴儿护理湿巾，则要注意及时更换，千万别重复使用。

**③ 保持干爽**：及时更换纸尿裤或尿布，保持外阴清洁和干燥。涂抹爽身粉时不要涂在宝宝生殖器附近，以免造成污染。

# 宝宝可能遇到的问题

## · 宝宝的咳嗽有多种

1 通过宝宝咳嗽的声音，可以判断宝宝可能患有的疾病。比如，如果宝宝咳嗽声音类似犬吠，可能患有急性喉炎。

2 宝宝咳嗽如果在夜里较为严重，白天较轻，则可能是由过敏引起的。

3 如果宝宝呼吸带有咝咝的鸣音，可能是哮喘。不过，支气管炎、肺炎等疾病也可能有这种症状，需要到医院进一步确诊。

## · 宝宝咳嗽，排痰比止咳更重要

宝宝咳嗽时，喉咙里有许多痰液，而由于呼吸系统发育不够完善，不能像成人那样将痰液顺利咳出，通常会直接吞咽下去，通过大便或呕吐排出体外。如此一来，大量病菌便堆积在呼吸道内，容易导致感染。因此，家长应学会有效地帮助宝宝排痰。

| 拍背法 | 饮水法 |
|---|---|
| 让宝宝侧卧，轻拍其背部。 | 少量多次，给宝宝饮用足够量的水。 |

## · 肺炎导致的咳嗽如何护理

1 房间应保持空气流通，室温维持在 20℃ 左右，湿度以 50%～60% 为宜，经常给宝宝饮水及少量多次喂奶。

2 家长或医生应该帮助宝宝保持呼吸道通畅，及时清除上呼吸道分泌物，经常变换体位，以利于炎症吸收及痰液的排出。

3 为避免交叉感染，轻症肺炎宝宝可在家中或门诊治疗，对住院的宝宝应尽可能将急性期与恢复期的患儿分开，不同病因的患儿分开，如细菌性感染与病毒性感染分开。

# 产后第7天

## 妈妈身体情况

### · 恶露在减少

产后第7天，顺产妈妈的恶露没有前几天那么多了，颜色也不那么鲜艳了，腥味也有减淡。

### · 胃口在好转，进餐欲望增强

到了第7天，妈妈的胃口会有所好转，伤口逐渐恢复，恶露也减少了，心情也随之开朗一些，再加上哺乳所消耗的能量，妈妈进餐的欲望增强了。但建议妈妈也要注意每次不宜吃得太多太饱，可以少食多餐，以免饱食伤害脾胃。

### · 剖宫产妈妈的伤口在好转，有些已经不痛了

有些恢复状况比较好的妈妈，伤口已经没有疼痛感了，只是稍微会有些胀。不过大部分妈妈可能还是会疼，这与个人体质有关。因此，剖宫产的妈妈在生活中还需要适当注意保护伤口处。

由于伤口愈合，产生新的结缔组织，会出现伤口瘙痒的情况，这时千万不要搔抓，不要用衣服摩擦，不要用热水烫洗伤口，以免加重瘙痒感或导致伤口感染，以致延缓伤口愈合。妈妈可以用看书、听音乐等方式转移自己的注意力，来缓解伤口的瘙痒感。

### · 剖宫产妈妈要准备出院了

正常情况下，今天剖宫产妈妈就可以出院了。为了避免出院时手忙脚乱，家人应该一早起来就检查一下接母婴出院的物品，这些物品多是分娩住院前准备的，也有遇到意外情况时随时购买的。为防备粗心的家人遗漏什么，最好写一张单子，这更为保险。

# 产后恢复措施

## · 侧切妈妈会阴缝合部位愈合

此时，侧切妈妈的会阴缝合部位基本愈合，子宫缩小到拳头大小，大概 2 周就能完全恢复，愈合慢的，需要 1 个月左右才能完全恢复。愈合前切忌用力，尽量避免如提重物、下蹲等动作，也应避免性生活。有些恢复状况比较好的妈妈，伤口已经没什么疼痛感了，只是稍微有些胀。不过大部分妈妈这时还是会疼，这和个人体质有关，不必担心。

## · 可以做冲奶等事情

顺产妈妈此时身体已经有所恢复，能简单照顾宝宝了。如果选择人工喂养，妈妈可以亲自给宝宝冲冲奶粉等，但注意不要着凉、不要累着，否则会落下月子病。

## · 饮食均衡胜过大补

很多妈妈这时食欲有所增加，就大肆地吃喝，只要自己喜欢就疯狂地吃，认为会给宝宝补营养。殊不知，不挑食、不偏食比大补更重要。因为产后妈妈和宝宝均需要均衡的饮食，讲究粗细搭配、荤素搭配，这样既可以保证各种营养的摄取，还能提高食物的营养价值，有利于妈妈身体的恢复。

## · 可以清洗会阴，但以 5 分钟为宜

到了产后第 7 天，妈妈的宫颈口已经闭合，可以用盆加温水清洗会阴，但也要注意水温和时间的控制。一般来说，水温应控制在 37～42℃，时间控制在 5 分钟为宜，不宜太长，以免导致会阴部疼痛，不利于伤口的恢复。

## · 尤其注意保护腰背和防寒保暖

事实证明，顺产妈妈的身体会比剖宫产妈妈恢复得快一些。但是值得注意的是，顺产妈妈会耗费很多体力和精力照顾宝宝，从而比较容易出现腰酸背痛的情况，也比较容易遭受风寒的侵袭。因此，顺产妈妈月子里一定不要太过劳累，照顾宝宝的事情让家人多分担，以免腰背酸痛；还要注意防寒保暖，哪怕是在夏天，待在空调房里也要时刻注意添加衣物。

## · 出院时间根据医院和自身情况决定

在医院住多少天要根据医院要求和妈妈的具体情况而定，一般情况是5~7天，也有些剖宫产妈妈只住4天就出院的，不过出院准备的东西都差不多。若妈妈有特殊情况，如产后大出血等，则要在医院多观察一段时间。

## · 有效阻止产后瘢痕

剖宫产后留下的伤口痕迹就是瘢痕，刚开始瘢痕会有红、肿、痛、痒等反应，但如果养护得好，3~6个月之后瘢痕会慢慢变平、变淡，最后变得不明显。那么该怎样养护呢？

1 术后要保持伤口清洁，避免感染，术后1个月内避免做剧烈运动，也不要过度伸展或侧屈，以减少腹壁的张力。

2 当瘢痕开始增生时，会出现痛痒感，特别是在夏天大量出汗时，刺痒会加重，但一定不要用手抓，可在医生指导下涂抹一些外用药物止痒，如氟轻松、地塞米松软膏等。

3 伤口结痂后不要过早地去揭它，最好让其自行脱落。

4 在饮食上要注意加强营养，多吃新鲜蔬菜、水果、蛋、奶、瘦肉等富含营养的食物，以促进身体恢复，忌吃辛辣刺激的食物。

### 马医生贴心话

**注意保暖，控制体重，缓解腰椎负担**

妈妈到产后第七天，虽然身体稍有恢复，但身体还是很虚弱，容易受凉，加上孕期腰部受力较重，更容易受风寒侵袭，所以月子期间，尤其是夜间起来喂奶时，要注意腰部保暖。此外，妈妈还要注意均衡饮食，避免暴饮暴食，控制好产后体重，缓解腰椎的负担。

另外，可以多吃些含钙的食物，促进身体恢复。比如牛奶、豆制品、海米、芝麻或芝麻酱、西蓝花、紫甘蓝等。

# 哺乳注意事项

## · 开始分泌过渡乳

产后 7~11 天，乳汁量有所增加，脂肪和乳糖含量高，蛋白质含量逐渐减少，乳铁蛋白和溶菌酶保持稳定。

## · 过多的乳汁要吸出来

乳房中剩余的奶水会堵塞乳腺管，严重的会造成乳腺炎，且影响乳房后期泌乳，因此乳汁分泌过多的妈妈一定要将宝宝吃不完的奶水吸出来。

吸出来的奶水应放在储奶袋里，排尽空气，密封冷藏。

**冷藏室**

如果 12 小时内喂给宝宝，可放入冷藏室。冷藏室的不同地方的储存时间也是不一样的，具体情况见下表。

**冷冻室**

如果近期不会食用，可以放冷冻室保存。冷冻室里的不同位置、不同温度的储存时间是不一样的，具体情况见下表。

| 场所 | 温度（℃） | 时间 |
|---|---|---|
| 冰箱冷藏室（经常开关冰箱门或靠近门的位置） | 4 | 24 小时 |
| 冰箱冷藏室（靠里位置，不常打开门的情况） | 4 | 48 小时 |
| 冰箱冷冻室（经常打开门） | -15~-5 | 3~6 个月 |
| 冰箱冷冻室（不经常打开门） | -20 | 6~12 个月 |
| 室温 | 25 | 4 小时 |
| 携带式冰盒 | 15 | 24 小时 |

## · 母乳储存，注意母乳抽吸、保存的过程要清洁

冷冻母乳时，不要将容器盛满，乳汁占容器的 3/4 即可，以防冷冻后乳汁膨胀致使容器破裂。在每个容器外面写上挤奶时间和奶量，方便以后喂宝宝食用。

## · 科学解冻母乳，方便又安全

解冻母乳

**方法一：**将冷冻的母乳放在冷藏室里，等待母乳慢慢变成液体。

**方法二：**直接将储奶袋（瓶）放在温水中，隔水缓慢解冻。

加热母乳

**方法一：**将解冻后的母乳倒入温奶器快速加热，一般不会破坏母乳营养成分。

**方 法 二：**将 储 奶 袋 放 在 装 有 37~40℃温水的容器中隔水加热。

## · 冷冻、加热要注意

1　如果储存奶出现分层现象，可以轻轻旋转容器，使不同成分混合，去除分层现象，但不要剧烈摇动。

2　温热冷冻母乳过程不宜过快，否则会出现层析和腥味。

3　注意整个母乳复温过程要清洁。

4　冷冻过的母乳只能解冻一次，不能来回冷冻、解冻，所以储奶量最好在150毫升左右，宝宝一次能吃完。

### 按需喂养，宝宝想吃就喂

很多妈妈会疑惑，每天到底喂宝宝吃几次，其实母乳喂养是一种最自然的方式了，可以在任何宝宝想吃的时候就喂。这种宝宝想吃就喂的方式其实就是一种按需喂养，而不必按时喂养，这样最有利于建立哺乳关系，也有利于乳汁的分泌。

按需喂养不等于宝宝一哭就喂，对于小宝宝来说，他们表达自己的唯一方式就是"哭"，宝宝"哭"可能有很多原因，比如拉了、尿了、饿了、冷了、热了、希望被抱抱了……妈妈要细心观察判断，而不是一味哭了就喂。

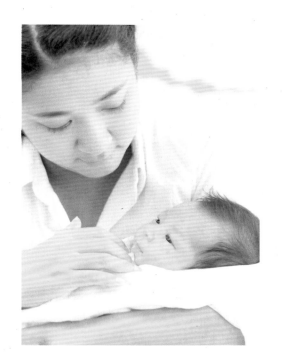

 马医生贴心话

### 夜间喂奶有利于产奶，但不能躺着喂

夜间给宝宝喂奶，可以保证宝宝获取足够的营养。此外，夜间妈妈的身体处于休息状态，而泌乳素在夜间分泌旺盛，经常喂奶，可以刺激母乳的分泌，有效预防乳腺炎的发生。

由于夜间十分困倦，遇到宝宝要吃奶时，有些妈妈为了省事就直接把乳头放进宝宝嘴里。但是，这种躺着喂奶的方式很容易使沉重的乳房压住宝宝的鼻子，使宝宝呼吸困难。所以妈妈要坚持坐着抱起宝宝喂奶，可以将宝宝的头部尽量往乳房上方靠一靠，让宝宝的鼻子和乳房有一定的距离，这样可以避免压到鼻子而影响宝宝呼吸。

# 推荐食谱

## · 开奶一日食谱推荐

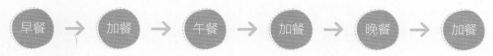

| 早餐 → | 加餐 → | 午餐 → | 加餐 → | 晚餐 → | 加餐 |
|---|---|---|---|---|---|
| 鸡肉虾仁馄饨<br>上汤娃娃菜<br>蒸南瓜 | 萝卜面条 | 葱油饼<br>清炖羊肉汤<br>三丁豆腐羹<br>炒空心菜 | 南瓜沙拉 | 青菜粥<br>牛奶馒头<br>红烧鳕鱼<br>木须肉 | 香甜糯米粥 |

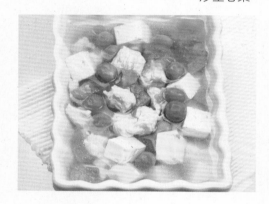

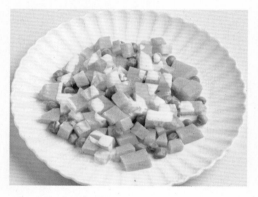

## 三丁豆腐羹

**材料** 豆腐200克，鸡胸肉、番茄、鲜豌豆各50克。

**调料** 盐2克，香油1克。

**做法**

1 豆腐洗净，切成丁，在沸水中煮1分钟；鸡胸肉洗净，切丁；番茄洗净，去皮，切丁；鲜豌豆洗净。

2 锅中加水煮开，将豆腐丁、鸡肉丁、番茄丁、豌豆放入锅中，大火煮沸后转小火煮10分钟，加盐调味，淋上香油即可。

### 推荐理由 ———

三丁豆腐羹富含优质蛋白质，味道鲜美，滋阴润燥，补脾健胃，很适合妈妈补益身体食用。

## 南瓜沙拉

**材料** 南瓜300克，胡萝卜100克，豌豆50克，酸奶40克。

**做法**

1 南瓜洗净，去皮去瓤，切丁；胡萝卜洗净，去皮，切丁。

2 将南瓜丁、胡萝卜丁和豌豆煮熟捞出，凉凉；将南瓜丁、胡萝卜丁、豌豆盛入碗中，加入酸奶拌匀即可。

### 推荐理由 ———

南瓜中含有丰富的钾离子和膳食纤维，可以促进产后身体恢复；胡萝卜含胡萝卜素等有益成分，帮助产后妈妈保护眼睛。

## · 开奶一日食谱推荐

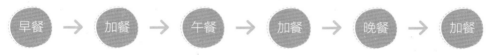

早餐 → 加餐 → 午餐 → 加餐 → 晚餐 → 加餐

番茄鸡蛋面
油菜炒豆腐

红枣蒸南瓜

米饭
肉末茄子
莲子拌猪肚
清炒紫甘蓝

鲫鱼豆腐汤

米饭
蒜香西蓝花
芋头烧鸭

肉末粥

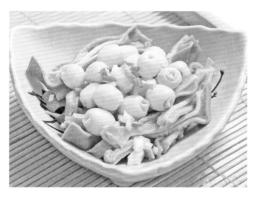

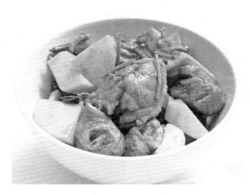

## 莲子拌猪肚

**材料** 猪肚400克，去心水发莲子100克。

**调料** 葱末、姜末、蒜末各5克，盐2克。

**做法**

1 猪肚洗净，内装水发莲子，用线缝合。
2 锅内放装有莲子的猪肚和清水，炖熟。
3 猪肚捞出凉凉，切丝，同莲子放盘中，加葱末、姜末、蒜末、盐拌匀即可。

**推荐理由** ————
莲子含丰富的钙质，可帮助产后妈妈强筋健骨。

## 芋头烧鸭

**材料** 鸭肉400克，净芋头100克。

**调料** 葱段、姜片、蒜瓣各10克，盐、料酒、白糖各适量，老抽10克，大料2个，胡椒粉少许。

**做法**

1 鸭肉切块，锅内放适量冷水，放入鸭块、姜片和少许料酒，烧开后捞出鸭块洗净；芋头蒸熟后去皮切块。
2 锅内放油，烧至五成热，加大料、葱段、蒜瓣爆香，倒入鸭块，加老抽、料酒、胡椒粉、白糖和盐翻炒，倒水烧开后，改为小火炖30分钟，加入芋头块焖至入味即可。

# 宝宝护理注意事项

## · 体重每天长 30 克为宜

宝宝经过了体重的下降期，现在已经进入了正常的成长期。如果宝宝睡觉、吃奶正常，其体重会以每天约 30 克的速度增长，这是正常的。如果宝宝增长过慢或过快，就要检查宝宝的睡眠质量是否好、吃奶情况是否正常。如出现异常，应及时就医，否则会影响宝宝的正常发育。

## · 宝宝嗓子呼噜呼噜的，是有痰吐不出来吗

不一定。如果经过医生确认不是有痰，就可能是先天性喉喘鸣，也称为先天性喉软骨发育不良，主要是宝宝喉软骨发育不完全导致的。这种情况不用太担心，只要不影响宝宝的呼吸和进食，是不需要特殊处理的。因为喉软骨会随着宝宝年龄的增长逐渐发育，一般 6 个月左右会有所好转，2 岁左右呼噜声便会消失。如果宝宝长期处于营养不良的状态，伴有喂养困难，或反复呼吸道感染，出现呼吸窘迫、气促、呛咳、反流等情况，应及时到医院就诊。

## · 卧室不要通宵开灯

一些父母为了方便夜间给宝宝喂奶、换尿布，会把卧室的灯通宵开着，但这对宝宝是不利的。因为通宵开灯会让宝宝不分昼夜，会影响宝宝的睡眠和喂养，不利于宝宝的身体健康。调查研究显示，夜间熄灯的宝宝睡眠时间较长，喂奶所需时间较短，体重增长较快，所以宝宝的卧室不宜通宵开灯。

## · 抱着就睡，放下就醒怎么办

抱着宝宝睡觉时，父母只能是用两只手臂作为支撑点，不利于宝宝骨骼的生长发育。如果宝宝放下就醒，经医生确认并不是因为缺钙导致的睡眠不安，那就可能是宝宝缺乏安全感导致的。爸妈平时要多安抚宝宝——尽量多陪伴、多抚摸、多和宝宝沟通交流，以便建立起亲密关系。让宝宝感受到关爱，"安全感指数"就会大大提高，睡起觉来才会更香、更安稳。

同时也要注意放下睡着宝宝的技巧，当父母抱着宝宝睡着后，放下他时可以让宝宝的屁股先挨床，再放宝宝头部，然后轻拍一会儿宝宝，等宝宝熟睡后再离开，这样可以让宝宝感受到父母的安慰，有利于安睡。

## · 不要让婴儿俯卧睡觉

婴儿对自己的头和颈缺乏控制力，俯卧睡觉易发生窒息。建议将婴儿床放在看护人的床旁边，并保证婴儿良好的睡眠环境。

# 宝宝可能遇到的问题

宝宝粉粉嫩嫩的小屁股上长了尿布疹，又痒、又痛、又红，很不舒服。这恼人的尿布疹使宝宝寝食难安、精神不佳，体重也随之下降，家人焦急万分。所以，了解一些预防及护理尿布疹的方法非常有必要。

## · 应对方法

1.勤换尿布或纸尿裤。妈妈在宝宝大小便后要及时给宝宝更换尿布或纸尿裤，这样有利于预防宝宝红屁股。

2.选择纯棉的白色尿布。首先，纯棉的尿布舒服透气、吸水性好，对宝宝娇嫩的皮肤不会造成伤害。其次，白色的尿布可以随时观察宝宝的大小便情况是否出现异常。

3.保持臀部干爽。新生儿大小便后及时清洗，然后让小屁屁在空气中晾一晾，保持屁屁的干爽。

4.可用护臀霜或鞣酸软膏。使用时只用很少一点点，在宝宝的屁股上非常薄地涂抹一层，然后轻轻拍打周围的皮肤帮助吸收。涂抹得过多过厚，反而容易造成毛孔堵塞，加重红臀。

## · 如何预防

1.宝宝大小便后，要用清水冲洗一下小屁屁，用干爽的毛巾擦干，并让宝宝的臀部在空气中晾一下，待干后再包上纸尿裤，保持皮肤干燥。

2.如果给宝宝用的是尿布，一定要质地柔软，应用弱碱性肥皂洗涤，并在阳光下暴晒杀毒。

3.当宝宝腹泻时，大便次数会比较多，除了要及早治疗外，家长还应在给宝宝每天换尿布或纸尿裤时，于臀部涂上防止尿布疹的药膏。

4.选择品质好、吸水性强、柔软且无刺激性、透气好的纸尿裤。

5.不要把尿布或纸尿裤系得太紧，否则宝宝的小屁股就不能"呼吸"了。不要给宝宝穿塑料套裤或其他不透气材料制成的衣物。

6.坚持母乳喂养。母乳会增强宝宝的抵抗力。

7.给宝宝护理臀部时的纸巾一定要选用质量好的。

# 产后第2周

## 妈妈身体情况

产后第二周，随着恶露的排出，以及尿量的增加、出汗和母乳分泌等因素，妈妈的体重还会有一定的下降。具体减重量因人而异。

### · 恶露转为白色

这周恶露明显减少，颜色由暗红色变成了浅红色，有点血腥味，但不臭，到了后半周慢慢开始有转白的趋向，妈妈要留心观察恶露的质和量、颜色及气味的变化，以便掌握子宫复原情况。

### · 开始分泌过渡乳

产后7~11天，乳汁量有所增加，乳汁的脂肪含量高，蛋白质和矿物质渐减少，乳铁蛋白和溶菌酶保持稳定。

### · 子宫缩小至棒球大小

妈妈的子宫位置在产后第二周继续下降，并逐渐下降到盆腔中，子宫本身也在变小，大约缩至棒球大小。

### · 身体比较疲惫

虽然妈妈的身体还没有完全恢复，但要开始规律地为宝宝哺乳。每天昼夜不停的哺乳工作，会极大地影响妈妈的休息。从分娩的疲惫走出来并适应昼夜不停的哺乳工作需要一段时间调整，家人应多分担并协助妈妈照料小宝宝。

此时的妈妈也要抓紧一切休息时间睡觉，恢复体力。

### 妈妈经验谈

#### 乳汁开始大量分泌

大多数妈妈的乳汁在产后第二周已开始正常分泌，这时的宝宝每天需要50mL左右的奶水，妈妈在这一周可以适当喝一些有催乳功效的粥汤。并且要保持乳头的清洁，哺乳前后都要对乳头进行清洁护理。每次哺乳后都要挤出剩余的母乳，预防乳腺炎。

# 产后恢复措施

## · 可以淋浴，但注意不要着凉

剖宫产后一周就可以洗澡了，宜淋浴，不可坐浴；且洗浴时间不宜太久，控制在 10 分钟左右，水温以 34～36℃ 最为适宜，洗完注意保暖，赶快擦干身体，及时穿好衣服，并吹干头发，以免受凉感冒。

马医生贴心话

### 保持好心情，不要让宝宝吃"毒奶水"

整个哺乳期，妈妈的心情都非常重要，好心情能够促进乳汁的分泌，也有利于宝宝的身心健康。担忧、烦恼、生气、埋怨、抑郁等负面情绪，会影响乳汁分泌，而且人在生气时体内会产生一种叫去甲肾上腺素的物质，这种物质进入乳汁后，会影响宝宝的情绪，有可能使宝宝情绪波动大。由此可见，妈妈的坏情绪会产生一种"毒素"，这种"毒素"会完完全全被宝宝吸收，也对妈妈自身的恢复和身心健康不利，因此妈妈们要保持愉悦平和的情绪。

## · 经常梳头，可去除头发中的灰尘、污垢

在中国传统观念中，认为坐月子不可以梳头，说梳头会导致头痛、脱发，甚至留下"头痛根"，主张 1 个月内不梳头。实际上，坐月子期间完全可以照常梳头。梳头不仅可美容，还有保健的作用。一方面，梳头可去除头发中的灰尘、污垢，可以使头发保持清洁；另一方面，通过梳子刺激头皮，可促进局部皮肤血液循环，防止脱发、早白、发丝断裂、分叉等。

## · 按压百会穴预防脱发

百会穴位于头顶部，两耳尖连线的中点处。妈妈可以按压百会穴，用中指揉百会穴，其他两指辅助，顺时针方向转动 36 圈，有息风醒脑、升阳固脱的作用，可预防产后脱发。

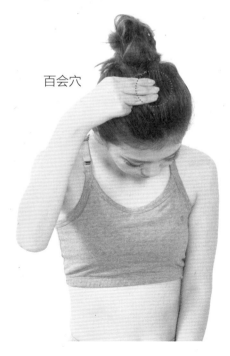

百会穴

### · 要保持腹部伤口清洁

剖宫产妈妈在术后2周内，要避免弄湿腹部的伤口，所以这个时候妈妈不宜进行淋浴或盆浴，可以采用擦浴。但在剖宫产后2周以上就可以淋浴了，不过恶露没有排净之前一定要禁止盆浴。

### · 保护好乳房，不让乳房受挤压

月子期间如果妈妈的乳房受到挤压，会有两个严重的后果：一是会导致乳房内部软组织受到挫伤，或引起内部增生等。二是使乳房外部形状改变，造成日后乳房下塌、下垂等。因此，月子期间产妇应特别注意睡姿。产后妈妈应以仰卧位为佳，避免长时间向一个方向侧卧，否则既容易挤压乳房，还会造成双侧乳房发育不平衡。

### · 注意细节，慢慢淡化妊娠纹

洗澡后涂抹润肤露，并且适当按摩一下有妊娠纹的部位。

饮食上多吃一些富含维生素C的蔬菜和水果，增加皮肤弹性，即便出了月子也不要吸烟、饮酒，要多喝水。

### · 注意补气养血，恢复元气

妈妈分娩后，一般都会有气虚和血虚的问题。气虚表现为气短、乏力、爱出汗，有的还有脱肛、子宫下垂等症状。气能生血，所以妈妈可以多吃一些具有补气功效的食物，有效地滋补元气，如牛肉、乌鸡、鳝鱼、山药、莲藕、栗子、红枣、糯米等，但这些食物一定要烹调得比较软烂，这样更有益于妈妈吸收，并使这些食物充分发挥出滋补的功效。

**妈妈经验谈**

#### 乳房和乳头的清洁

妈妈的乳房和乳头清洁不需要用香皂、沐浴液等洗护用品，只需在洗澡时用清水冲洗即可。因为哺乳期间，妈妈的乳头会自然分泌一种能抑制细菌滋生的物质，而使用洗护用品会导致乳头干燥，所以应该避免用洗护用品清洗乳头。

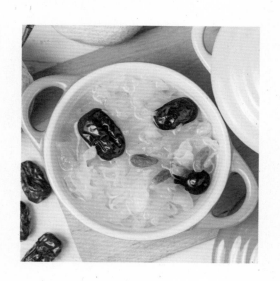

## 多吃些补气的食物

扁豆

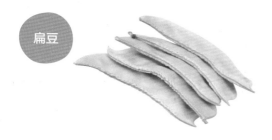

扁豆所含的铁，有造血、补血的功效。扁豆中还含有维生素 K，有促进凝血的功能，在分娩时产妇有可能大量出血，所以产后恢复应食用一些富含维生素 K 的食物来补血，而扁豆即是选择之一。

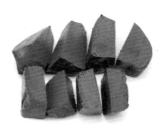
猪血

猪血又有液态肉之称，是理想的补血食品，产妇适量食用不会产生副作用，对健康有好处。产妇吃猪血能补血，因为猪血含有较高的铁元素，容易被人体吸收；并且猪血含有血浆蛋白，能够帮助身体排毒，所以产妇吃猪血能够补血排毒。

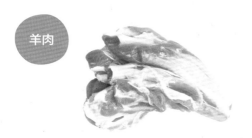
羊肉

羊肉的营养价值高，羊肉比猪肉的肉质要细嫩，而且比猪肉和牛肉的脂肪、胆固醇含量都要少。相对猪肉而言，羊肉蛋白质含量较多，且维生素 $B_1$、$B_2$、$B_6$，以及铁、锌、硒的含量颇为丰富。进食羊肉所产生的热量高于猪瘦肉、牛肉等肉食，而且羊肉是补虚益气的佳品。

### 马医生贴心话

**膳食多样化，粗细粮搭配**

妈妈应注重营养摄入的均衡合理，每日膳食中应包括粮谷类、蔬菜水果类、鱼禽类、蛋类、乳类、豆类等食物。每日要保证进食 500 克以上的新鲜果蔬，并尽量多选用绿叶蔬菜和其他有色蔬菜。膳食中的主食也不能太单一，更不可只吃精米细面。应做到粗细粮搭配，每日应食用一定量的粗粮。

# 推荐食谱

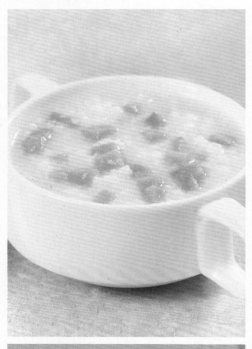

## 红薯粥

**材料** 大米 50 克，红薯 60 克。

**做法**

1 大米淘洗干净，加水浸泡；红薯洗净，去皮，切小块。

2 锅置火上，倒入适量清水煮沸，将大米倒入其中，大火煮沸，放入红薯块，转至小火熬煮 20 分钟即可。

**推荐理由** ——————

红薯中含有丰富的膳食纤维，能促进肠胃蠕动，妈妈食用可起到润肠通便的作用。

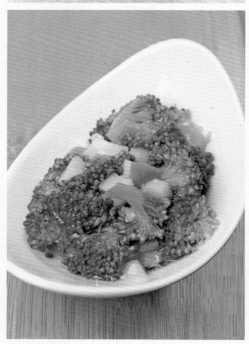

## 西蓝花蒸平菇

**材料** 西蓝花 500 克，平菇 100 克。

**调料** 蚝油、淀粉各 5 克。

**做法**

1 西蓝花洗净，掰小朵；平菇洗净，切丁。将所有材料装盘放入蒸锅，蒸 10 分钟左右。

2 取一小锅，将水、蚝油混合煮沸，加入水淀粉，快速搅拌至汤汁浓稠时关火。

3 最后将蒸好的西蓝花和平菇取出，将芡汁浇于表面即可。

**推荐理由** ——————

平菇可改善免疫功能，抗氧化；西蓝花富含维生素 C 等成分，能有效保护胃黏膜。妈妈食用此菜可改善免疫力。

## 黑米八宝饭

**材料** 黑米、糯米各 50 克，桂圆肉、山楂、杏脯、瓜条、青梅各 20 克。

**调料** 熟猪油、白糖各适量。

**做法**

1 黑米淘洗干净，浸泡 4 小时；糯米洗净，浸泡 2 小时；沥干两米加入熟猪油、白糖拌匀。

2 大碗内抹上熟猪油，放入桂圆肉、山楂、杏脯、瓜条、青梅，摆好后分别倒入糯米、黑米，铺平，加适量水上笼用大火蒸 40 分钟后取出，扣在盘子上即可。

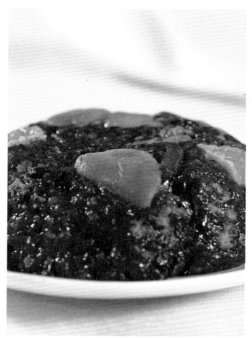

## 芡实薏米老鸭汤

**材料** 芡实 25 克，薏米 20 克，净老鸭半只。

**调料** 盐 1 克。

**做法**

1 薏米洗净，浸泡 3 小时；老鸭洗净，剁成块。

2 将老鸭放入砂锅内，加适量清水，大火煮沸后加入薏米和芡实，小火炖煮 2 小时，加盐调味即可。

**推荐理由** ————————

薏米、芡实都有健脾益胃的功效，二者与老鸭一起煲汤最适合秋季产后食用。

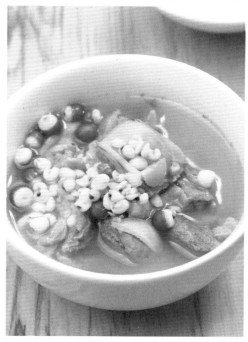

# 宝宝护理注意事项

### 给宝宝用纸尿裤还是尿布

很多妈妈对到底给宝宝用尿布还是纸尿裤非常纠结，其实它们各有优缺点，这里就做一个比较，妈妈们可以根据自己的实际情况和二者的特点进行选择。

| 优缺点 | 纸尿裤 | 尿布 |
| --- | --- | --- |
| 优点 | 方便：脏了换下来扔掉就行；<br>简单：操作简单，很快就能学会；<br>服帖：宝宝的活动不会受限制，而且不易发生侧漏；<br>省时省力：把父母从洗尿布的劳动中解放出来，有更多的休息时间和陪宝宝的时间 | 环保：可以重复使用；<br>费用低：相对于纸尿裤来说，花费要少得多 |
| 缺点 | 不环保：纸尿裤是一次性的，会增加许多垃圾，给环境带来污染；<br>费用高：纸尿裤的费用是一笔不小的开销 | 费时费力：洗尿布要花费不少时间，增加了很多工作量；<br>操作复杂：要想把尿布包好，不漏尿，需要掌握一定的技巧 |

### 选对、用好纸尿裤是关键

给宝宝用纸尿裤是现代生活的一种趋势，只要选对、用好，它就能为父母节省下好多时间和精力。在选购时，应注意以下几点：

1 尽量选择吸水性强、透气性好、防侧漏的纸尿裤。

2 根据宝宝的体重和月龄选择纸尿裤，不要过大或过小，否则会让宝宝不舒服。

3 有的纸尿裤是根据男女宝宝的生理特点设计的，所以要选择适合自己宝宝的纸尿裤。

**妈妈经验谈**

**纸尿裤和传统尿布交替使用**

妈妈可以将纸尿裤和传统尿布结合使用，比如白天大人精力充沛的时候，不妨给宝宝用传统尿布，勤洗勤换，晚上为了保证大人好好休息，也为了宝宝睡得舒服，给宝宝使用纸尿裤。另外，白天外出的时候最好使用纸尿裤，更方便卫生。

### 尿布的清洗和使用

清洗尿布应选用婴儿专用洗衣液，用清水反复漂洗干净后，再用开水浸烫，然后放在阳光下曝晒。不要用尿布给宝宝擦屁屁。因为长期使用会导致尿布表面毛糙，会擦伤宝宝的屁屁。

不要在尿布外面裹塑料布。因为塑料布透气性差，容易引发尿布疹。如果怕宝宝尿湿床垫，可以在床垫上铺一个隔尿垫。

### 注意宝宝屁屁的护理要领

1 选择大小适中、透气性好的正规厂家生产的纸尿裤。

2 最好每 2 小时检查 1 次是否排便，大便后及时更换尿布或纸尿裤；每天排便次数大于 10 次、大便稀软、皮肤敏感的宝宝，应每小时检查 1 次。

3 易流汗的宝宝，即使 4 小时未大小便，仍要注意更换纸尿裤或尿布。

4 大便较黏稠或次数较多时（一天大于 6 次），除注意清洗外，最好每天使小屁屁曝露于空气中一段时间。可以每天 1~3 次，每次 5~10 分钟，以保持皮肤干燥，但要注意避免着凉。

5 大便后擦拭时，男宝宝要注意阴囊褶皱处的清洁，女宝宝应由前往后擦，且不可以来回重复擦。

### 马医生贴心话

#### 皮肤干透再用护臀霜

给宝宝洗完屁屁后，一定要让皮肤干透了再使用护臀霜。如果皮肤还湿着就着急涂抹，会把湿气滞留在皮肤上，散发不出去。这样一来，皮肤长时间处于潮湿状态，更容易引起或者加重尿布疹。这种情况下，护臀霜涂得越厚，反作用越大。

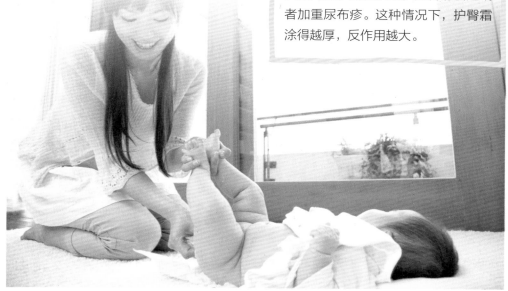

# 宝宝可能遇到的问题

## ·溢奶≠吐奶，别傻傻分不清楚

可能不少妈妈会遇到这样的情况：每次宝宝吃完奶后就会吐奶，或是宝宝吃完奶之后，偶尔会吐出一大口奶，那么为什么会这样呢？这个时候先要注意区分这种情况到底是吐奶还是溢奶。

## ·什么是溢奶

通常没怎么使劲儿，奶就从嘴角流出来了，甚至稍微肚子一受压或是稍微换个姿势奶就流出来了，孩子没有任何痛苦的表情，叫溢奶。

溢奶的原因其实非常简单，因为食道下端和胃的上端这个地方比较松，也就是说门关得不够紧，他腹压一增加，体位一变，奶顺着就流出来了。跟瓶子倒了流出水来了似的，不是瓶子出问题了，也不是水出问题了。像这种状况会持续一段时间，宝宝6个月以后这种状况自然慢慢会好，1岁以后就基本上没什么问题了。

## ·了解溢奶原因再找对策

### 1 ▶▶ 喂奶姿势错误

比如躺着喂奶，虽然宝妈会比较舒服，但是这样做容易导致宝宝溢奶。因为宝宝的胃呈水平位置，躺着的话奶水无法顺利到达胃部，所以比较容易溢出来。建议宝妈采取半卧位或斜位喂奶，这样宝宝喝奶的时候，奶水可以更好地进入宝宝的胃里。

### 2 ▶▶ 吃奶姿势错误

有些宝妈在喂奶的时候，没有让宝宝的嘴巴含住乳晕，这样容易导致吃进去空气，吃完奶后就会打嗝，有时候打着打着就溢奶了。喂奶的时候要让宝宝含住大部分乳晕，这样不仅宝妈不会痛，而且宝宝也不会吃进去空气。吃完奶后，先给宝宝拍嗝，这样就不会那么容易溢奶了。

吃完奶后记得给宝宝拍嗝：在每次喂奶后把宝宝竖起来靠在肩上轻轻拍背，直到宝宝打嗝以后才让他躺下，可以减少溢乳。

## 3 ▶▶ 吃奶太快太多

吃饱则溢。宝宝的胃容量比较小，如果一次性喝奶过量，胃没法一下子吸收，多余的奶量就会溢出来啦。虽然现在提倡按需喂养，但是宝妈要注意，不要让宝宝饿太久才喂奶，否则宝宝就会一下子喝太多奶。另外，在喂奶过程中要间断拔出奶头，让宝宝喘口气，稍稍调整一下再继续喂。

## 4 ▶▶ 吃奶后立即运动

宝宝吃完奶后，如果家长立即去逗孩子玩，做举高高等动作，宝宝就容易出现溢奶。吃奶后不要立刻去逗宝宝玩，抱起和放下宝宝时动作要轻，不可用力摇晃，谨防宝宝运动过度而出现溢奶。吃完奶后应该先拍嗝，然后让宝宝休息好。

## • 什么是吐奶

呕是个动作，呕完了才吐。他有一个主动的先呕再吐，一定伴有不舒服，这个时候要考虑胃肠炎，或者是过敏等其他问题。

所以，家长首先要确定是溢奶还是吐奶。不要见到奶出来就叫吐奶，先看孩子有没有痛苦表情，有些孩子可能是咽喉受到刺激，一下全吐了，5分钟以后再喂又吃了，这个也不用紧张，所以一定先确定是溢奶还是吐奶。

## • 找出吐奶原因，及时医治

吐奶是婴儿常见的现象，由两方面的原因所致：一是全身性或胃肠道疾病时的一个症状；二是婴儿胃肠的生理特点容易发生吐奶。

总的来看，由于第二种原因引起的吐奶比较常见，且为生理性。孩子偶尔吐一次奶，精神也很好，一般问题不大。

如果宝宝出现吐奶时表情痛苦或伴有其他异常症状，如：

1 反复吐奶，吐奶量大；

2 严重的喷射性吐奶；

3 吐出带有黄绿色、褐色或带血的呕吐物；

4 尿量减少，体重增长缓慢甚至停滞，精神不佳；

5 伴随咳嗽、发热、腹泻、呼吸困难等症状；

建议妈妈带孩子及时就诊，排除是否是由于病理性原因造成的吐奶。

# 产后第 3 周

## 妈妈身体情况

产后第三周，妈妈体力逐渐恢复，要注意调整自己的作息时间，尽量与宝宝一致。

### · 恶露逐渐变成白色

进入本周之后，大多数妈妈的浆液恶露会逐渐变成白色恶露。恶露呈白色或者黄色，比较黏稠，类似白带，但量比白带大。恶露中的浆液逐渐减少，白细胞增多，并有大量坏死蜕膜组织、表皮细胞等。偶尔恶露中还会带少量血丝，这是正常的，不必太过担忧，继续观察即可。

### · 开始分泌成熟乳

宝宝出生 14 天后，妈妈的乳汁分泌逐渐成熟，这时候的乳汁不仅含有丰富的营养物质，还会根据宝宝生长过程的变化，调整其中营养物质的含量，因此被称为成熟乳。

### · 子宫已经完全进入盆腔

子宫继续收缩，子宫的位置已经完全进入盆腔，在外面用手已经摸不到了。不过，宫颈口还没有完全闭合，所以妈妈仍要格外注意私处卫生。

### · 逐渐适应了新生活

经过两周的哺育试验，大多数妈妈逐渐熟悉了喂养宝宝的规律，能及时调整自己的作息时间，尽量同宝宝步调一致，抓紧时间休息，从而避免过于劳累。在这一周，妈妈精神欠佳的情况会有所改善。

> **妈妈经验谈**
>
> **适度活动助产后恢复**
>
> 从产后第三周开始，妈妈可以做一些轻体力的家务活了。建议妈妈舒展自己的身体，适当地做一些散步或其他有助于产后恢复的活动。另外，分娩后，有不少妈妈深受小便失禁的折磨。如果在产褥期坚持做锻炼括约肌的凯格尔运动（具体做法见 P163），可以加强会阴部肌肉力量。

# 产后恢复措施

## · 适当做一些轻体力的家务活

经过 2 周的适应，绝大多数妈妈已经能够熟练地掌握宝宝的生活节奏，并调整好自己的作息时间，妈妈的精神状态也有所改善。所以，从这周开始妈妈可以做些轻体力的家务活，锻炼身体，以利于筋骨的恢复。

## · 可以进行恢复锻炼了，切记适度

经过了半个多月的休养与护理，有些妈妈的身体恢复得差不多了，在医生许可的情况下可以适当增加一些运动量了。需要提醒妈妈注意的是，运动有一个大前提，即不感到劳累。运动时，运动量和幅度都不要太大，以免身体过于疲劳。

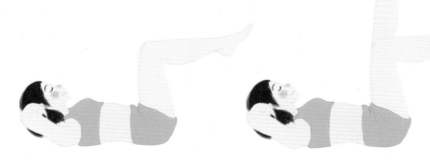

## · 常按天枢穴，促进排便

天枢穴可以增强肠胃蠕动的能力，促进排便。用拇指指腹按压天枢穴，同时向前挺出腹部并缓慢吸气，上身缓慢向前倾，呼气，反复做 5 次，效果显著。

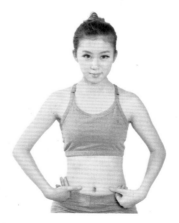

## · 不要过度用眼，避免伤心流泪

妈妈如果长时间上网、看电视或书报等，眼睛会提早老化。如果妈妈确实想看，也要保证每看 30 分钟后至少休息 10 分钟。还可以做一做眼保健操，或者经常吃些动物肝脏、深色蔬菜等，这些食物中富含维生素 A 或胡萝卜素，能起到保护视力的作用。

妈妈如果经常哭泣、流泪，容易眼睛酸痛，并加速眼睛老化，甚至还会引发青光眼、白内障等疾病。

所以，家人应尽量让妈妈远离伤心事，使其安心坐月子。此外，妈妈也要努力使自己保持愉快的心情，尽量避免月子期间流泪。

## · 不要急着戴隐形眼镜

怀孕期间因为内分泌系统和全身多系统的变化，会影响角膜的生理和代谢，使眼睛出现诸多不适，所以不推荐佩戴隐形眼镜。产后也建议妈妈不要过早佩戴隐形眼镜，因为全身各器官功能需要时间恢复，过早戴隐形眼镜会加重眼睛疲劳。因此，建议妈妈产褥期之后再佩戴隐形眼镜。

## · 本周以补血为主，促进乳汁分泌

从第 3 周开始，妈妈在产后饮食上一定要注意合理膳食，均衡营养，以供给足够的造血材料，尤其是蛋白质、维生素、铁等丰富的食物。如胡萝卜不仅含有铁质，还含有丰富的胡萝卜素，有助于伤口愈合、滋润皮肤。动物肝脏、动物血和瘦肉是补铁的最佳选择。奶制品、蛋、豆制品也是哺乳期妈妈不可少的。新鲜蔬果中的维生素 C 可以使植物性食物中铁的吸收率提高 2~3 倍。

## 多吃些催乳的食物

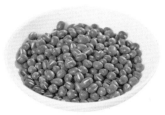

红豆富含蛋白质、碳水化合物、脂肪、膳食纤维、维生素和各种矿物质，营养价值比较高，具有消肿、止血、催乳的作用，是产后妈妈进补的理想食材之一。

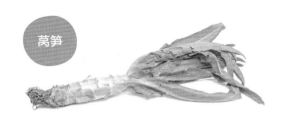

"莴笋通乳汁"的功效在李时珍《本草纲目》中已有明确的记载。莴笋富含钾，能促进排尿和乳汁的分泌，维持妈妈体内水电解质的平衡。

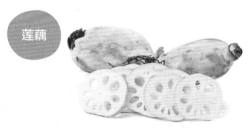

莲藕能健脾益胃、润燥养阴、行血化瘀、清热生乳。妈妈多吃莲藕，可及早清除恶露，增进食欲，帮助消化，促进乳汁分泌。

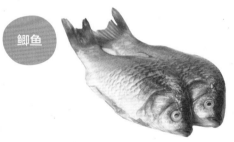

自古以来鲫鱼就是产妇的催乳补品。炖鲫鱼汤，既补虚又可让妈妈乳汁充盈。

 马医生贴心话

### 注意补充蛋白质，促进体力恢复

妈妈照顾宝宝的工作量增加，体力消耗也加大了，加上伤口愈合的需要，所以饮食上要多补充优质蛋白质，但仍应以鱼、虾、蛋、豆制品等为主，也可以加一些排骨、肉类，以利于获取更加充足的蛋白质。此外，本周妈妈可能会出现食欲缺乏的情况，所以在给妈妈做食谱的时候要注意口味的调节，如甜味粥、咸味粥等交叉食用。

# 推荐食谱

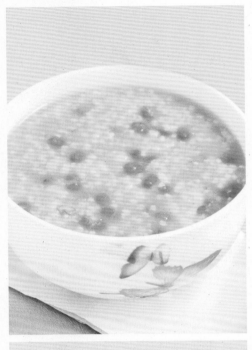

## 小米红豆粥

**材料** 红豆、小米各 50 克，大米 30 克。

**做法**

1 红豆洗净，用清水泡 4 小时，蒸 1 小时至红豆酥烂；小米、大米分别淘洗干净，大米用水浸泡 30 分钟。

2 锅置火上，倒入适量清水大火烧开，加小米和大米煮沸，转小火熬煮 25 分钟成稠粥。

3 将酥烂的红豆倒入稠粥中煮沸，搅拌均匀即可。

**推荐理由** ————————————

红豆富含叶酸、蛋白质，有催乳的功效；小米营养丰富，且易于消化。

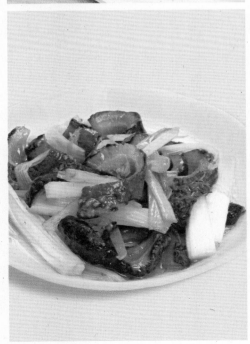

## 葱烧海参

**材料** 水发海参 250 克，大葱 100 克。

**调料** 高汤 20 克，酱油 5 克，花椒油、盐各 3 克，植物油适量。

**做法**

1 海参切开、洗净，切条；大葱洗净，取葱白切成条状。

2 锅置火上，加水烧开，将海参焯一下备用。

3 锅中加油烧热，煸香大葱后，加海参条、高汤、盐、酱油、花椒油，烧至汤浓即可。

**推荐理由** ————————————

海参清鲜柔软香滑，葱香味醇，有滋肺补肾的功效。

## 红烧冬瓜

**材料** 冬瓜 300 克，泡发的香菇、青椒、红椒各 20 克。

**调料** 葱花 5 克，酱油、蚝油各 6 克。

**做法**

1 冬瓜去皮，切成 3~4 厘米的方块，在上面打十字花刀；泡发的香菇冲洗，挤干，去蒂，切粒；青椒、红椒洗净，去蒂及籽，切粒。

2 锅内倒油烧热，放入冬瓜煎香，放香菇粒、辣椒粒炒香。

3 加适量清水没过冬瓜，加酱油烧开，待汤汁快收干，加蚝油搅匀，撒葱花即可。

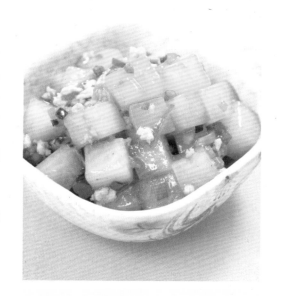

## 猪脚花生汤

**材料** 猪脚 1 只，花生米 50 克，枸杞子 5 克。

**调料** 盐 5 克，料酒 15 克，葱段、姜片各适量。

**做法**

1 猪脚洗净，用刀轻刮表皮，剁成小块，焯水备用；花生米泡水半小时后煮开，捞出备用。

2 汤锅加清水，放入猪脚、料酒、葱段、姜片大火煮开，小火炖 1 小时。

3 放入花生米再炖 1 小时，加枸杞子同煮 10 分钟，加盐调味即可。

**推荐理由** ——

花生能够健脾养胃，猪脚和花生均有补血养胃、增乳汁的作用。

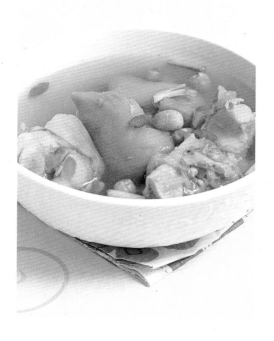

# 宝宝护理注意事项

## · 什么是囟门

刚出生的宝宝头顶有两块没有骨头的"天窗"，医学上称为"囟门"。前囟门一般会在宝宝1～1.5岁时闭合。而后囟门是顶骨和枕骨形成的较狭小的"人"字形间隙，会在宝宝出生后6～8周闭合。

## · 前囟门是反映宝宝健康与否的窗口

一般来说，前囟门能在一定程度上反映宝宝的健康状况，妈妈要多留心：

1 囟门鼓起可能是颅内感染、颅内肿瘤或积血、积液等。

2 囟门凹陷多见于因腹泻等原因导致脱水的宝宝，或者营养不良、消瘦的宝宝。

3 囟门早闭指前囟门提前闭合。此时必须测量宝宝的头围，如果明显低于正常值，可能是脑发育不良。

4 囟门迟闭指宝宝一岁半后前囟门仍未关闭，多见于佝偻病、呆小症等。

5 囟门过大可能是先天性脑积水或者佝偻病。

6 囟门过小很可能是小头畸形。

## · 日常护理，没有危险

即使宝宝的囟门还没有闭合，日常护理仍然可以正常进行，完全不用避而远之。比如，给宝宝洗头发、清理皮垢、剪头发，宝宝的头发最好每天清洗1次，特别是天气炎热时。经常保持清洁，可使头皮得到良性刺激，促进生发。

如果因为担心碰到宝宝的囟门而不予护理，则会导致宝宝的头部出现大量头垢，反而影响宝宝健康。平时护理中，应注意以下几点：

1 囟门缺少颅骨保护，闭合前一定要防止硬物触碰。

2 不要给宝宝用材质过硬的枕头。

3 夏季外出给宝宝准备遮阳帽，冬季外出戴棉帽子。

## · 清理头垢有技巧

头垢是每个新生儿都会有的，如果头垢过多，对宝宝健康是不利的。因为头垢内有大量污垢，一旦宝宝抓破头皮，很容易导致感染。可以通过下面的方法清理头垢：

1 清洗时，不要用指甲硬抠，更不要用梳子刮，要注意动作轻柔，以免损伤头皮而引发感染。

**2** 必须清洗宝宝颅囟处，只要动作轻柔，是不会给宝宝带来伤害的。

**3** 洗好后还要注意用干毛巾擦干宝宝头部，冬季可给宝宝戴上小帽子或用毛巾遮盖头部，防止宝宝受凉。

## · 植物油浸润

可以直接用植物油或婴儿油去除乳痂。清洗时，在长头垢的位置擦一点橄榄油或婴儿油，10~20分钟后乳痂会变得松软，比较薄的会自然脱落下来，厚一点的则需多涂一些植物油，多等一段时间。

用软硬适度的婴儿毛刷把大块的头垢刷松，厚的就会自行脱落，然后用温水洗净头部的油污即可。

## · 宝宝的精神状态反映宝宝的健康状况

因为宝宝天真无邪，什么都会写在脸上，一旦生病会表现出与平时不同的样子。妈妈只要在平日多留意观察，那么宝宝生病时，从他精神状态的变化上就能有所发现。宝宝在生病早期精神状态可能有以下几种变化：

**1** 精神变差，感觉总在迷迷糊糊地睡。

**2** 醒来时，没有了往日的神气劲儿。

**3** 醒着时，两眼无神，表情呆滞。

**4** 对外界的反应差而慢。

**5** 吃奶没劲，吃奶量比平时少。

**6** 比平时爱哭，又难哄，显得烦躁不安。

**7** 不哭不闹，比平时安静得多。

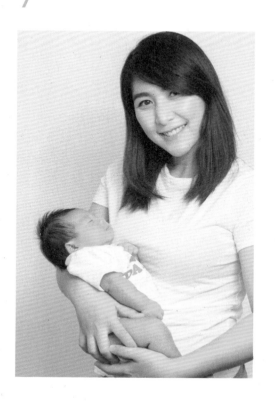

# 宝宝可能遇到的问题

## · 如何判断头形问题

判断宝宝的头形是否已经发育完美，家长平时要多注意观察，4个月以前最好每周仔细检查一次，如果宝宝动来动去不便观察，可以拍照后再仔细分析，具体可以参考以下几种类型。

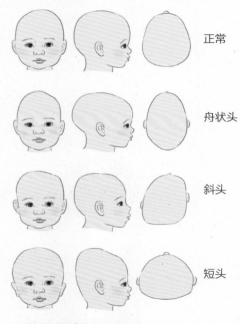

正常

舟状头

斜头

短头

## · 偏头形成有原因

### 1. 胎儿头大、双胞胎

宝宝的头比较大，或者是双胞胎、多胞胎。由于子宫内空间有限，宝宝的头部受到挤压，出生时容易出现偏头。

### 2. 斜颈

宝宝出现斜颈，头会向一侧偏，头部长期与床面接触的位置就会变扁，导致偏头。

### 3. 固定睡觉姿势

如果经常让宝宝固定一个姿势睡觉，时间长了，也会导致宝宝偏头。

## · 正确预防偏头

### 经常改变睡姿

宝宝出生后前3个月是塑头形的关键时期。从宝宝出生的第一天起，妈妈就应该习惯经常让宝宝变换着姿势睡觉，以保持宝宝头部两侧受力均匀。不要让宝宝经常采取同一种睡姿，特别是在白天。

妈妈喂奶时宝宝会把头转向妈妈一侧，宝宝在睡觉时一般也都习惯于面向妈妈。为了不影响宝宝头骨的发育，妈妈和宝宝同睡时应经常和宝宝变换位置或者掉头睡。

### 多抱抱

宝宝偏头，基本就是压迫导致的，多抱抱宝宝就能够减少压迫时间，用各种不同的姿势抱宝宝，让头部均匀受力，头形自然圆起来。

宝宝一旦睡偏头了，妈妈应及早想办法给予纠正，因为年龄越小的宝宝，其头骨还未完全定形，其头形也更容易纠正。

### 变换位置跟宝宝说话

当宝宝醒着的时候，妈妈或家人要左右两边轮换着跟宝宝说话，不要只在一边跟宝宝说话。特别是偏向于宝宝睡偏头的一边，以便于纠正。

# 第10节

# 产后第4周

## 妈妈身体情况

产后第四周，恶露消失，阴道分泌物颜色为和妊娠前相同的白色。耻骨恢复正常，会阴部消肿，妊娠纹的颜色变浅。

### · 恶露大多已经结束

大多数妈妈的恶露此时已经排干净，开始出现正常的阴道分泌物——正常颜色的白带。不过，恶露持续的时间与妈妈的体质相关，也有一些妈妈在本周仍会排出黄色、白色的恶露。一般来说，剖宫产的妈妈，恶露的结束时间相对更早。

### · 外子宫口关闭

子宫的体积、功能仍然在恢复中，只是妈妈对此已经没有感觉。一般来说，子宫颈在本周会完全恢复至正常大小。同时，随着子宫的逐渐恢复，新的子宫内膜也在逐渐生长。如果本周妈妈仍有出血状况，很可能是子宫恢复不良，需要就诊咨询。

### · 精神逐渐饱满

妈妈在哺喂宝宝、与宝宝的不断接触中，彼此间的感情越来越深厚，加上身体恢复良好，妈妈这时候的心情愉悦、精神饱满。

> **妈妈经验谈**
>
> #### 可以做做家务
>
> 这个阶段，妈妈可以从事一些简单轻巧的家务活，还可以做一些产后恢复的锻炼。只是做的时候要尽量选择活动幅度较小，有针对性的动作。上一周"妈妈经验谈"提到的凯格尔运动，妈妈仍然要坚持做。

# 产后恢复措施

## · 平时注意挺胸，有助于提升胸部

　　妈妈平时要注意日常的走姿、坐姿、站姿，甚至喂奶、换尿布等的姿势，不要塌胸佝背，这对于预防胸部下垂有着重要作用。除了保持日常姿势的标准外，妈妈还可以做一些胸部锻炼和胸部按摩等，这样对提升胸部有一定的效果。

## · 简单按摩防止下垂

　　女性孕期乳腺生长，乳房内的血管也变得粗大，乳房不仅向前推高，也向两腋扩大。分娩后，支撑乳房的韧带和皮肤因为长时间拉扯很难短时间复原，再加上哺乳的影响，此时若不注意乳房的保护，乳房会下垂。按摩乳房能够促进胸部淋巴管运输脂肪，紧实胸部肌肉，加强支撑力，让胸部越来越挺。

## · "8"字按摩法，使胸部坚挺

## · 画圈按摩法，紧实胸部肌肉

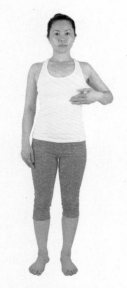
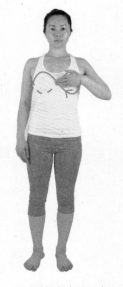
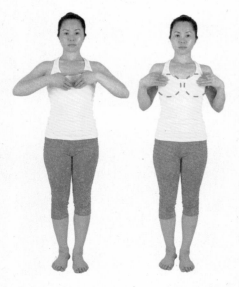

1 左手放在左胸外下侧。

2 沿着胸部下方，向另一边乳房画8字按摩。左右交替，重复10次。

1 手背相对，置于双乳中间。

2 双手同时轻按乳房，向外旋推并且画一个圈。每天1次，每次重复20次。

## ·漏奶是怎么回事

生完宝宝后奶水不由自主地外流，俗称"漏奶"。医学上，漏奶是指乳房不能储存乳汁的现象。漏奶和哺乳过程中的泌乳反射、条件反射、乳房结构等有关。有些妈妈产后气血虚弱，也可能造成漏奶。

**泌乳反射**

在乳房开始大量分泌乳汁的前几周，宝宝频繁吸奶会刺激乳房出现泌乳反射，乳房受到刺激可能发生漏奶现象。此外，如果乳房淤积过多乳汁也会引起泌乳反射，出现漏奶现象。

**产后气血虚弱**

妈妈在分娩时耗费了大量精力，且失血过多，加上产后饮食不均衡、休息不足，容易出现气血虚弱，也会漏奶。

**条件反射**

当妈妈看到别的妈妈哺乳或听见其他宝宝哭时，会引起自身条件反射，出现漏奶现象。

**乳房结构**

如果妈妈乳头位置较低，也容易出现漏奶现象。

## ·出现漏奶怎么办

1. 佩戴合适的文胸，将乳房托起，让乳头位置不低于水平线，能起到缓解作用。

2. 尽量避免会引起条件反射的刺激（场景、声音等），还可以准备干净毛巾，以便漏奶时擦拭。

3. 可以在内衣里塞防溢乳垫。防溢乳垫需要勤换，因为防溢乳垫能吸收的奶量也是有限的，妈妈需要在它达到饱和之前更换，否则奶仍会继续往外漏。

4. 如果漏奶现象比较严重，应及时就医、及时治疗。

## · 本周提高免疫力，加强营养转化

从第 4 周开始，妈妈需要调理自己的身体，增强抵抗力，同时还要将营养加以转化，通过乳汁输送给婴儿。因此必须加强饮食调养，补充足够的营养素。

## · 多吃增强体质的食物

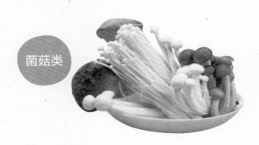

菌菇类

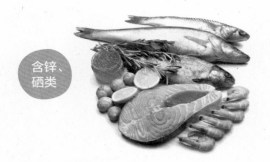

含锌、硒类

菌菇类食物如金针菇、草菇、香菇、猴头蘑、木耳等，不仅热量低，还富含膳食纤维、B 族维生素和矿物质成分，能够有效抗癌、促进代谢、降低胆固醇，还能改善人体免疫力。

锌能维持细胞膜的稳定和免疫系统的完整性，改善人体免疫功能。锌的绝好来源是牡蛎、扇贝、虾等海产品，以及坚果等。硒能改善人体的免疫功能，增强对疾病的抵抗能力，并加强淋巴细胞的抗癌能力，补硒可多吃鱼、牡蛎、肉类、洋葱、鸡蛋、西蓝花、黑芝麻等。

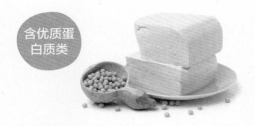

含优质蛋白质类

蛋白质是抗体、酶、血红蛋白的构成成分。当人体缺乏蛋白质时，酶的活性就会下降，导致抗体合成减少，进而使免疫力下降。妈妈补充蛋白质的时候，应尽量选用奶制品、大豆及其制品、瘦肉、鱼类等含优质蛋白质的食物，这些食物相对脂肪含量少，更易被人体吸收，还不易导致肥胖。

### 马医生贴心话

### 还要注意吃些强腰固肾的食物

本周身体恢复的重点在于收缩子宫与骨盆腔，着重腰骨复原、骨盆腔复旧，促进新陈代谢，预防腰酸背痛。中医素有"以形补形"的食疗理论，建议此时多吃腰类食材，如猪腰、羊腰等，强腰固肾，帮助内脏和骨盆腔收缩，减轻腰酸背痛。还可以吃点补肾的食材，如枸杞、山药、茯苓等。养腰固肾的食谱有茯苓糕、山药枸杞粥等。

# 推荐食谱

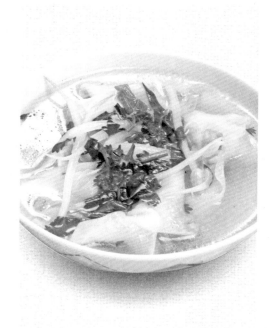

## 绿豆芽海米馄饨

**材料** 馄饨皮 250 克，绿豆芽 150 克，海米 50 克。

**调料** 生抽 5 克，盐 2 克，白糖、植物油、清汤各适量，香菜末 10 克。

**做法**

1 海米用清水发透；绿豆芽洗净，取100 克切末；绿豆芽末加海米、白糖、生抽、植物油、盐搅拌均匀，制成馅料。

2 取馄饨皮，包入馅料，做成馄饨生坯。

3 锅内加清水烧开，下入馄饨生坯煮熟，捞出；另起锅加清汤烧开，加剩余绿豆芽煮开，加盐、香菜末调成汤汁，浇在煮好的馄饨上即可。

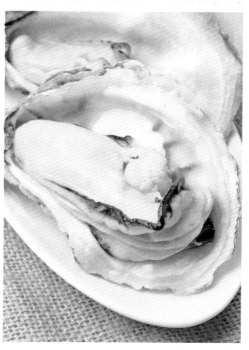

## 清蒸牡蛎

**材料** 新鲜牡蛎 500 克。

**调料** 生抽、香油各适量。

**做法**

1 新鲜牡蛎用刷子刷洗干净；生抽和香油调成味汁。

2 锅内放水烧开，将牡蛎平面朝上、凹面向下放入蒸屉。

3 蒸至牡蛎开口，再过 3~5 分钟出锅，蘸味汁食用即可。

**推荐理由** ————

牡蛎中富含钙、锌，可预防骨质疏松，可增强体力。

## 糖醋胡萝卜丁

**材料** 胡萝卜200克，香菇100克，鲜豌豆20克。

**调料** 醋、白糖、酱油各10克，水淀粉、植物油各适量。

**做法**

**1** 胡萝卜洗净切丁；香菇洗净，去蒂，切块；鲜豌豆洗净。

**2** 锅中加油烧热，下胡萝卜、香菇、豌豆煸炒至快熟时，淋上醋、白糖、淀粉和酱油兑成的糖醋汁即可。

**推荐理由**

滋阴补血，适于妈妈产后补养身体食用。

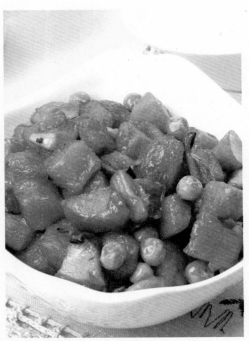

## 奶油南瓜汤

**材料** 南瓜100克，洋葱、西蓝花各30克。

**调料** 奶油、盐各适量。

**做法**

**1** 南瓜去皮，洗净切细丁；洋葱去老皮，洗净切碎；西蓝花洗净掰小朵，焯水，过凉待用。

**2** 锅中放奶油加热后，放洋葱炒香，再加南瓜丁和适量清水，小火煮至南瓜熟烂，加盐调味，撒上西蓝花即可。

**推荐理由**

补中益气，清热解毒，并可改善机体免疫力。

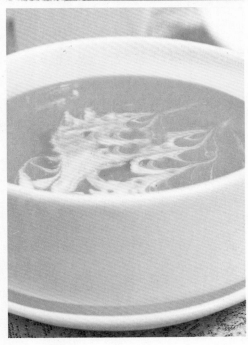

# 宝宝护理注意事项

## · 抚触前的准备

1 取下戒指、手镯、手表等容易划伤宝宝的饰品，剪短指甲，用温水洗净双手。

2 抚触前，家长可以为宝宝涂抹按摩油，如橄榄油、婴儿润肤油等，在保护并滋润宝宝娇嫩皮肤的同时，宝宝也可以更舒适地享受抚触。

3 在做抚触的过程中，可以播放节奏舒缓、曲调优美的古典音乐，既可营造舒适温馨的氛围，又可以通过音乐来激发宝宝的音乐欣赏能力、创造性、认知能力和语言能力。

## · 抚触的时间和环境

抚触最好选择在两次喂奶间，或是晚上宝宝洗澡后。将宝宝衣物脱掉，在身下铺上柔软的毛巾被，给宝宝涂抹适量婴儿油或乳液，对宝宝进行抚触前记住要保持手掌的温热。室内温度最好在26～28℃，光线柔和，通风状况良好，尽量保证抚触期间不要有人来回走动。

## · 抚触力度缓慢增加

最开始抚触时，动作要轻柔。特别注意宝宝的眼睛周围，以免引起宝宝的反感。抚触是通过刺激宝宝皮肤中的神经，增强宝宝的心理安全感和舒适感。随着宝宝月龄的增加，逐渐适应了抚触，可以慢慢加大力度，以宝宝舒适不反抗为度，以促进宝宝的肌肉协调性。在做全身抚触的时候，可以重点按摩宝宝身上的几个穴位，起到保健作用，如膻中穴（两乳头连线中点）、天突穴（胸骨上窝中央）、天柱穴（后发际正中旁开1.3寸处）。

抚触时，妈妈可以跟宝宝进行亲子互动，比如跟宝宝说说话、唱唱儿歌，加强母婴之间的感情交流。

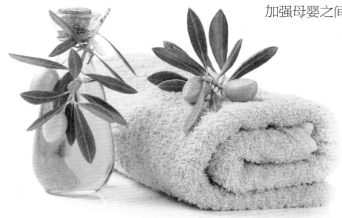

# · 抚触——爱的传递

### 上肢抚触——搓手臂

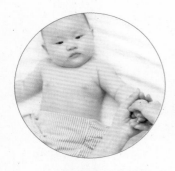 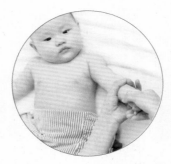 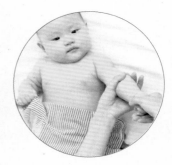

**1** 一只手握住宝宝的小手，固定。另一只手拇指与其余四指握成环状，松松地套在宝宝的手臂上。

**2** 手掌从宝宝的腕关节开始圈绕，揉按至宝宝的肩关节。揉按时，以腕关节用力。

**3** 再从肩关节揉按回到宝宝的腕关节。

### 下肢抚触——双腿上举运动

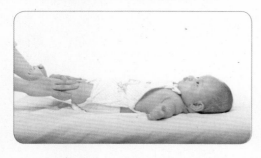

**1** 缓缓上举，使宝宝的双腿与身体呈90度角。

**2** 双手四指紧贴在宝宝的膝关节，两拇指按在宝宝的腓肠肌上，使宝宝的双腿伸直。

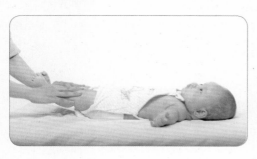

**3** 慢慢还原。再重复做。

# 宝宝可能遇到的问题

## · 新生儿腹泻早发现

新生儿期，妈妈几乎每天都和宝宝在一起，所以只要用心观察宝宝的便便情况，很容易及时发现宝宝腹泻的症状。

### 1 ▶▶ 母乳喂养儿的正常大便

每天大便次数达七八次，甚至达到11～12次，外观呈厚糊状，有时稍带绿色，如果宝宝精神好，吃奶好，体重增长正常就没问题。

### 2 ▶▶ 人工喂养儿的正常大便

大便通常呈淡黄色或土黄色，比较干燥、粗糙，如硬膏样。如果奶中糖量较多，大便可能变软，略带腐败样臭味，每次排便量也较多。有时大便里还混有灰白色的奶瓣。

### 3 ▶▶ 非感染性腹泻

往往是食源性因素，大便含有消化不良的颗粒物，不伴发热，偶有呕吐。

### 4 ▶▶ 细菌、病毒等感染性腹泻

往往发热在先，开始多有呕吐表现。细菌性感染导致的腹泻，大便中可见黏液，甚至脓血样物质，每次排便量并不多；病毒感染导致的大便为稀水样，也可形容为"蛋花汤"，每次排便量很多，容易脱水。

### 🍼 马医生贴心话

**腹泻不要盲目禁食，看症状**

宝宝腹泻，越吃越拉，这个时候家长觉得宝宝拉肚子是胃肠道功能不好，就不给或少给宝宝吃东西，免得增加他的肠道负担。其实，腹泻时要不要禁食，要具体问题具体分析。

如果是伴有呕吐的腹泻，越吃越吐，此时应短暂禁食（包括奶），让肠胃休息一下。若单纯腹泻，或呕吐很轻微，尝试进食后未出现再次呕吐，则不应该限制进食。禁食会导致脱水、电解质紊乱、酸中毒，时间长了还会导致营养不良。

## · 腹泻宝宝的护理

宝宝腹泻时，妈妈在不刻意止泻的前提下应做到：

**1** 注意预防和纠正脱水，可以让宝宝喝补液盐水。
米汤 **500** 毫升 + 盐 **1** 克，**4** 小时内喝完；
清水 **500** 毫升 + 口服补液盐 **2** 克，随时服用。

**2** 在医生指导下，针对腹泻原因适量用药。

**3** 母乳妈妈注意清淡饮食，少吃辛辣刺激、过于油腻的食物。同时，宝宝可以吃些益生菌，平时注意腹部保暖。

**4** 大便后用细软的纱布蘸水擦净肛门周围的皮肤。及时更换纸尿裤或尿布。

**5** 宝宝用过的东西要及时清洗、消毒，并在阳光下曝晒，以免交叉感染。

## · 妈妈可根据宝宝大便情况来调整饮食

母乳喂养时，妈妈也可以通过观察宝宝的大便来调整饮食结构。

### 糖分过多

当妈妈饮食中糖分摄入过多时，新生儿的大便呈黄色，且泡沫多、酸味重、粪水分开，大便次数增多。这往往是糖分过度发酵所致，妈妈应该适当控制碳水化合物的摄入量。

### 蛋白质过多

当妈妈的饮食中蛋白质摄入过多，或是蛋白质消化不良时，新生儿的大便有硬结块、有臭鸡蛋味。此时妈妈应该注意限制鸡蛋、瘦肉、豆制品、奶类等高蛋白质食物的摄入量。

### 脂肪过多

当母乳中脂肪含量过多时，新生儿会出现大便次数增多，粪便中有奶瓣。可缩短每次喂奶的时间，让孩子多吃前奶少吃后奶。因为前奶蛋白质和水含量较多，而后奶脂肪含量较多，不易消化。必要时，妈妈可在喂奶前 30~60 分钟先饮一大杯温开水，稀释乳汁，然后哺乳。

# 产后第 5 周

## 妈妈身体情况

产后第五周，妈妈们的身体大都已经调整至良好的状态，可以较好地进行育儿和家务了。不过还是要注意不能劳累，例如不要做大量清洗、大扫除、提重物类的家务，而是以一些简单家务为主。

### · 阴道分泌物开始正常

正常情况下，妈妈的恶露此时已经全部排出，阴道分泌物开始正常分泌。

如果此时妈妈仍有恶露排出，就不太正常，需要就诊咨询。

### · 子宫在继续恢复

随着子宫的进一步恢复，其重量已经从分娩后的 1000g 左右变为大约 200g。

### · 阴道逐渐恢复中

一般在产后 1 周左右，阴道就会恢复至分娩前的宽度（自然分娩的妈妈阴道会比分娩前略宽），但直到分娩 4 周后，阴道内才会再次形成褶皱，外阴部也会恢复到原来的松紧度。

骨盆底的肌肉此时也逐渐恢复，接近于孕前状态。

### · 排尿量恢复正常

此前的几周内，妈妈由于孕期在体内滞留了大量水分，所以尿量比孕前明显增多。进入产后第五周，随着身体的恢复，一般妈妈的尿量会逐渐恢复正常水平。

> **妈妈经验谈**
>
> #### 偶尔室外走走心情好
>
> 身体恢复得好的妈妈，这时已经可以在天气适宜的时候偶尔带着宝宝到户外呼吸新鲜空气了。但也要注意宝宝在户外待的时间不宜过长。
>
> 这一时期，仍然不宜进行性生活。

# 产后恢复措施

正常来说，子宫恢复需要6~8周的时间，如果妈妈对子宫照顾不周，子宫的恢复也可能会有"偷懒"现象，从而出现子宫收缩不好，还是很大很柔软，迟迟不恢复到最初的模样，褐色出血持续不断等复原不良状况。子宫恢复不好，主要是由于以下原因，如胎盘或胎膜残留于子宫腔内，子宫蜕膜脱落不全，合并子宫内膜炎或盆腔内炎症，子宫过度后屈，合并子宫肌壁间肌瘤等。因此，妈妈一定要重视子宫的恢复，并精心照料，千万不可大意。

## · 母乳喂养能促进子宫恢复

子宫想恢复到产前的大小，就需要更加有力的收缩，这种宫缩在哺乳时会尤其明显，因此产后坚持母乳喂养也是促进子宫恢复的好办法。这是因为女性的乳头和乳晕上有着丰富的感觉神经末梢，宝宝的吸吮刺激通过这些感觉神经末梢传入脑部的垂体后叶，会促进催产素的合成增加，并释放至血液循环中，从而反过来促进子宫肌肉的收缩，进而加速子宫的恢复。

## · 刺激乳头可帮助子宫收缩

对于母乳喂养的妈妈来说，宝宝的吸吮刺激可以促进子宫的收缩，进而加快子宫的恢复，那么没有母乳喂养的妈妈该怎么办呢？

依照子宫收缩的生理原理，刺激乳头都会让人体产生子宫收缩素，所以按摩乳房或是热敷乳房也都会对乳头产生刺激，起到促进子宫收缩的效果。

## · 腹式深呼吸增强子宫收缩力

**做法：**仰躺在床上把手放在腹部，由鼻子慢慢吸气时，能够感觉腹部上升起来，由嘴巴慢慢吐气时，缩紧腹部肌肉。

**注意：**开始时只做2~3次即可，以免发生换气过度而导致晕眩、昏倒，有刺痛感或视力模糊等。

**功效：**促进全身血液循环，增强子宫收缩力。

马医生贴心话

### 早做凯格尔运动

所谓凯格尔运动，主要就是收缩阴道和肛门。自然分娩的妈妈，最好在当天就开始做凯格尔运动，根据自己的身体状况，调整每次训练的时间长短。根据盆底肌损伤情况进行针对性训练，循序渐进，适时适量，持之以恒。

## · 产后为什么会尿失禁

有些妈妈产后可能会出现尿失禁，每次咳嗽、大笑时，都会有尿液漏出来，或者每天排尿 8 次以上，但总感觉排不干净。尿失禁是由于怀孕、生产过程中损伤了膀胱周围的支撑组织，导致尿液固摄功能下降而引起的。

## · 进行憋尿练习

先解一点点小便，然后憋住，反复练习解尿、憋尿，学习控制盆底肌肉的收缩，这样做可促进盆底肌肉康复，提高阴道力量，预防和减少尿失禁。

解尿、憋尿的训练应在轻松、自然、没有压力的环境下练习。最佳的练习姿势是全身放松，两腿微微张开。可先练习 3～5 分钟，休息片刻再重复练习。

## · 尿失禁时的紧急措施

为了避免尿失禁带来的尴尬，有此困扰的妈妈最好常备卫生护垫或卫生巾，情况严重者还可用成人纸尿裤应急。但这不能从根本上解决尿失禁的问题，想恢复还是应多加锻炼盆底肌功能，寻求医生的帮助。

此外，想要远离产后尿失禁，产后不要久蹲、久站、坐矮凳，避免加大盆底肌肉的压力。会阴部有侧切伤口时，应少吃辛辣刺激性食物，避免伤口愈合不良而影响盆底肌肉功能。

## · 凯格尔运动锻炼骨盆肌

产后妈妈有意识地对盆底肌肉进行自主性收缩和放松训练，有助于恢复衰弱、松弛的盆底肌，有助于减轻尿失禁症状。

**具体做法：** 平躺，放松，两腿自然伸直，不要夹紧，双脚向外旋，两臂放在身体两侧，锻炼时正常呼吸（切勿腹式呼吸）。

Ⅰ 型肌肉锻炼：缓慢收缩会阴及肛门达最大力持续数秒，收缩保持的时间长短应量力而行，3～10 秒不等。缓缓放松同样的时间，注意收缩和放松时间比为 1：1。

Ⅱ 型肌肉锻炼：最大力快速收缩会阴及肛门后立即放松，快收快放 3～5 次后放松 6～10 秒。

原则上先锻炼 Ⅰ 型肌，再锻炼 Ⅱ 型肌。每次锻炼 15～20 分钟，每日 1～2 次。

## 注意营养补充，应对脱发

　　绝大部分的妈妈会或多或少地发生产后脱发，这是由生产后激素水平骤然变化所引起的，同时也与饮食相关。针对这种问题，妈妈应该注意平衡膳食，多吃新鲜蔬菜、水果、海产品、豆类、蛋类等，以满足头发对营养的需求。当肾中精气旺盛、髓海充盛时，头发就长得浓密而有光泽。

## 多吃些补肾养发、强筋壮骨的食物

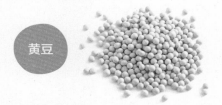

黄豆

黄豆含有丰富的蛋白质和大豆卵磷脂，可以滋阴养肾。

**食用指导：**黄豆可与猪蹄搭配食用，或者和其他豆类搭配做豆浆，滋补效果会更强。

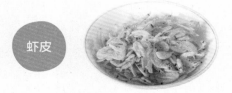

虾皮

虾皮素有"钙的仓库"之称，是物美价廉的补钙佳品。可补肾，理气开胃。

**食用指导：**炒菜、煮粥或做汤的时候放一些虾皮，不仅可以调味，还可起到理气开胃的作用。食用前，先用温水浸泡20分钟，再换2～3次水，以去除多余的盐分。

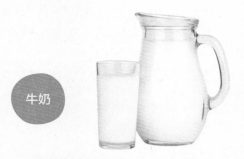

牛奶

牛奶含有丰富而全面的营养，其蛋白质和钙的含量和质量是其他食物无法比拟的。牛奶中的乳糖能促进钙的吸收，牛奶中的磷含量也较适宜。

**食用指导：**早餐时和临睡前是喝牛奶的最佳时机。煮粥的时候加入一些牛奶会更营养。

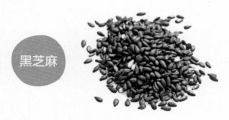

黑芝麻

黑芝麻可生津通乳、强身体、抗衰老，适合身体虚弱、乳少的妈妈食用。

**食用指导：**芝麻仁外面有一层稍硬的膜，碾碎后才能保证人体吸收到营养，整粒的芝麻应加工后再吃。

# 推荐食谱

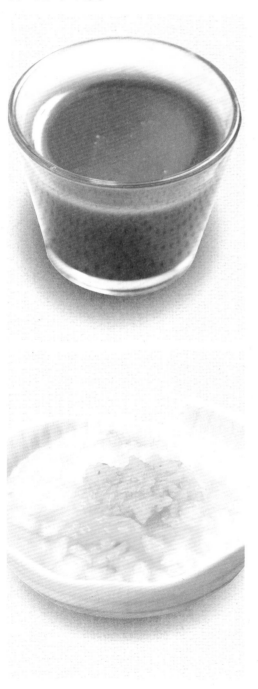

## 栗香黑米黑豆浆

**材料** 黑豆50克，黑米、栗子各20克。

**调料** 冰糖5克。

**做法**

1 黑豆用清水浸泡8~12小时，洗净；黑米洗净，浸泡2小时；栗子洗净，去壳取肉，切碎。

2 将上述食材倒入全自动豆浆机中，加水至上下水位线之间，按下"豆浆"键，煮至豆浆机提示豆浆做好，加冰糖搅拌至化即可。

**推荐理由** —————————

黑豆、黑米、栗子补肾强身，特别适合妈妈食用。

## 蜂蜜土豆粥

**材料** 土豆200克，大米100克。

**调料** 蜂蜜10克。

**做法**

1 土豆削皮，切碎；大米淘洗干净，浸泡30分钟。

2 锅置火上，放入土豆碎和大米煮至黏稠，关火凉至温热，加入蜂蜜，搅拌均匀即可。

**推荐理由** —————————

土豆含有大量的淀粉、B族维生素、维生素C、膳食纤维等，有很好的健脾养胃功效，与蜂蜜搭配，有助于维护肠胃健康、预防便秘。

## 排骨豆腐虾皮汤

**材料** 排骨 100 克，豆腐 200 克，虾皮 5 克，洋葱 50 克。

**调料** 姜片、料酒、盐各适量。

**做法**

1 洋葱去老皮，洗净，切片；排骨洗净，斩段，用沸水焯烫，撇出浮沫，捞出沥干水分；豆腐洗净，切块。

2 将排骨、姜片、料酒放入砂锅内，加入适量水，大火煮沸，转小火继续炖煮至七成熟；加豆腐块、虾皮、洋葱片，继续小火炖煮至熟，加盐调味即可。

**推荐理由** ————

豆腐、排骨、虾皮富含钙和蛋白质，此汤可补钙、提高乳汁质量。

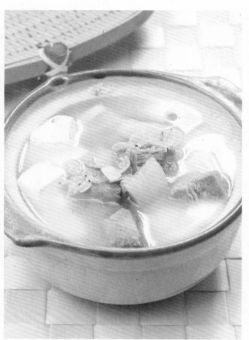

## 熘腰花

**材料** 猪腰 300 克。

**调料** 葱花、姜末、蒜末、酱油、料酒、水淀粉各 5 克，盐 2 克。

**做法**

1 猪腰洗净，除净腰臊，用刀划出深而不透的麦穗花形，再切成长条；取一个小碗，放入酱油、盐、水淀粉和适量清水，制成味汁；锅中加水烧沸，放入切好的猪腰，待腰子打卷成花状，迅速捞出沥干。

2 锅置火上，放油烧热，放入葱花、姜末、蒜末爆香；再放入腰花，加入适量料酒翻炒，倒入味汁翻炒均匀即可。

**推荐理由** ————

具有补肾气的作用，可用于辅治肾虚腰痛、水肿等症。

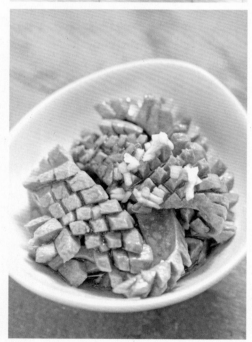

# 宝宝护理注意事项

## • 及时给宝宝修剪指甲，避免抓伤自己

宝宝的指甲长得很快，很容易抓伤自己的脸，所以父母要及时给宝宝修剪指甲。可以在宝宝熟睡时或者洗完澡后安静地躺在床上时给宝宝剪指甲，要用宝宝专用指甲剪或指甲钳，剪成短而光滑为宜。

此外，宝宝的脚趾甲柔软而光滑，不需要修剪得如手指甲一样短。

## • 不要随意剃满月头

一些地方流行在宝宝满月时给宝宝剃满月头，就是把胎毛全部剃掉，认为这样宝宝的头发会长得浓密。事实上，这是没有科学依据的。宝宝头发长得慢与快、粗与细、多与少，与是否剃除胎毛没有任何关系，而是与宝宝的营养状况及遗传等有关。

此外，宝宝头皮薄嫩、抵抗力弱，在剃满月头时容易损伤皮肤，导致细菌侵入发根破坏毛囊，影响头发生长，甚至会导致脱发。如果宝宝头发长了，且是炎热的夏季，为防止湿疹，可以把头发剪短，但不宜剃光头。即使出了湿疹，也不要剃光，否则易引起感染。

> **妈妈经验谈**
>
> ### 选择合适的剃头器，自己也能给宝宝理发
>
> 宝宝比较小，去理发店理发会经常哭闹，这时可以自己买个剃头器，在家里自己给宝宝理发，但要注意不要擦伤宝宝的头皮，否则会影响宝宝头发的生长。

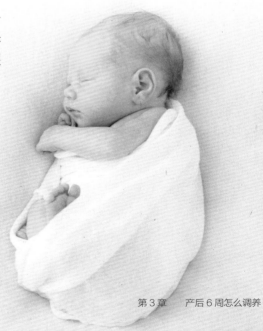

## ·剪头后，最好马上洗头

宝宝剪头后，最好能马上洗头，用清水即可。及时清洁头皮，以免头皮上的油脂、汗液以及污物刺激头皮，引起头皮发痒甚至发生感染。此外，经常洗头可使头皮得到良性刺激，从而促进头发生长。

## ·怎样给宝宝洗头

给宝宝洗头时，用一只手托住宝宝的头，另一只手拿毛巾沾水擦洗他的头发。水温在39℃左右为宜。清洗时要注意避开耳朵和眼睛，以免水流入耳内或眼内。冲洗时可用手挡在婴儿前额处，防止污水进入眼睛，用手指将宝宝耳背向前压，遮住耳道口。洗好后要及时擦干宝宝头部，防止宝宝受凉。

## ·宝宝眼泪汪汪须谨慎

一旦发现宝宝总是眼泪不止，甚至有脓性分泌物，就要带宝宝去医院就诊，如果不及时治疗可能转为泪囊炎。一般来说4~6个月是治疗的最佳时机。对于不同月龄的宝宝，治疗方法是不同的。

### 不同月龄宝宝治疗方案

| 2个月以内的宝宝如何改善 | 2~4个月的宝宝如何改善 | 6个月以上的宝宝如何改善 |
|---|---|---|
| 使用抗生素眼液 | 通过泪道冲洗＋按摩 | 可做泪道探通，促进泪腺畅通 |

父母平时要好好保护宝宝的眼睛。给宝宝护理眼睛时一定要将双手洗净，棉签一定要消毒后再给宝宝擦拭眼睛的分泌物等。

# 宝宝可能遇到的问题

## • 发热低于 38.5℃不要随意使用退烧药

宝宝发热如低于 38.5℃，而且精神状态良好，那么家长可以不必过于担心，使用物理降温法（如脱去过多衣物、用温水擦拭、多喝水等）进行降温处理，同时注意观察宝宝的状态。如果超过 38.5℃，宝宝状态也不好，则需要在医生指导下适当服用退烧药。

如果宝宝持续高温不退，或者反复，就要及时就医，寻找宝宝发热的原因，进行相应治疗。

## • 宝宝发热的日常护理

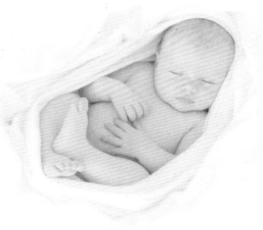

1 多睡觉。在睡眠中，体内所耗的热量比在活跃状态时要低，能够帮助宝宝恢复健康。在宝宝休息期间，应将室温维持在 26℃左右；室内空气要保持流通；注意提供一个安静的环境，不要打扰宝宝休息。

2 保持清洁。宝宝发热时，身体排汗会增多，所以妈妈要帮宝宝及时换内衣，避免汗湿的衣服让宝宝受凉不舒服。此外，可以用淡盐水帮助宝宝清洁口腔。

3 发热时呼吸道和皮肤蒸发水分，退热时也以出汗方式把体内蓄积的热能散发出去，所以宝宝发热时一定要注意补充水分。

## • 发热未必是坏事儿，家长不要太惊慌

发热并不是一件完全有害的事情，发热可以使得病菌在高温下不能继续生长，是身体的一种自我保护应激反应。因此，体温不超过 38.5℃不要急于退热，多给孩子喝水，多让孩子休息，密切注意病情变化即可。如果宝宝的体温超过 38.5℃，为高热，应考虑有热性惊厥的可能，要立即就医。

## · 给宝宝量体温的几种方法

### 腋下测温法

**具体做法：** 先将体温表汞柱甩到35℃以下，然后解松宝宝的衣服，把体温表水银端放在腋窝中间，将同侧的手臂靠紧身体固定并夹紧体温表，5分钟后取出查看。

**1**

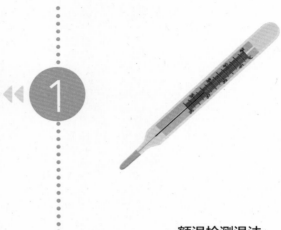

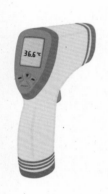

### 额温枪测温法

**具体做法：** 将额温枪枪头对准宝宝额头，距离一般为5～10厘米。为了测得更精确，额温枪装好电池后，应放置5～10分钟后再进行测量。

**2**

### 耳温枪测温法

**具体做法：** 先把宝宝的耳郭外展，将耳温枪塞进耳道里以后再按开关，3秒钟发出声音提示测好后，再拿出来看温度。

**3**

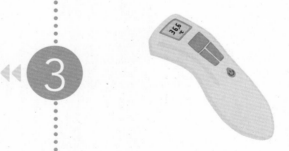

体温中，腋温相对准确，但测量时间偏长，很多宝宝不配合，且这种测温法要用到水银温度计，使用中有破碎造成汞污染的危险。考虑到婴幼儿的特点，以及快速、安全、准确等因素，建议新手父母使用耳温枪或额温枪测体温。

# 第12节

# 产后第6周

## 妈妈身体情况

产后第6周妈妈的身体基本恢复正常，一般在产后42天需要到医院检查产后恢复情况，通过专业的检查让医生准确了解妈妈的身体状况。

如果发现异常，可以及时治疗，防止留下后遗症。有些妈妈初为人母，忙得焦头烂额，抽不出时间做检查，这是不对的，因为拥有了健康的身体，才能更好地照顾宝宝。具体的检查项目依据各医院情况而定。

### • "大姨妈"可致使乳汁量减少，但质量不变

"大姨妈"一般在产后6~8周恢复，也有在产后1年甚至更长时间才恢复的。奶是气血生化而成的，上行是乳汁，下行是经血，而人的气血是有限的。当妈妈来"大姨妈"时，就会导致乳汁分泌暂时减少，等"大姨妈"走了，乳汁又会多起来，但来"大姨妈"这段时间的乳汁营养是没有改变的，所以不影响喂奶。

### • 注意避孕，以免身体受到损伤

这时子宫颈口基本恢复闭合状态，宫颈和盆腔、阴道的伤口也基本愈合。所以，原则上可以过性生活了。但由于妈妈经历了分娩的疼痛，加上满腹心思都在宝宝身上，会对性生活有一些抵触情绪。

产后性生活要注意节制，因为在月经恢复之前可能就有排卵了，所以要注意避孕，否则会伤害身体。

---

妈妈经验谈

**开启瘦身的黄金期**

产后6周至半年是妈妈瘦身、恢复身材的黄金时期，因为这段时间妈妈的身体基本恢复到孕前状态，而且因为孕产而囤积的脂肪还不顽固，比较容易甩掉，所以要抓住这个瘦身黄金时机，轻松摆脱脂肪。

# 产后恢复措施

## · 重视产后 42 天检查

出院前产科医生都会跟产妇交代，产后 42 天记得返院体检！可是到了产后 42 天，产妇就摸不着头脑了，我要去哪里检查？去做些什么检查？为啥要做那些个检查？

## · 妈妈体检项目

### 1. 子宫附件彩超

产后复查最重要的是通过彩超判断子宫是否恢复到孕前水平，再者看宫腔内有无残留，子宫、双侧输卵管、卵巢有无肿物等。

### 2. 盆底功能检测

无论是剖宫产还是经阴道分娩，都会对盆底肌造成一定的损伤，此损伤从怀孕便开始。有部分妈妈产后出现尿失禁、腰疼、下腹坠胀等不适。通过复查可以了解盆底肌损伤恢复情况，并给出治疗方法和针对性的建议。

### 3. 母乳成分分析

母乳的成分是否达标直接影响婴儿的生长发育，所以有喂母乳的孕妇均建议检查母乳成分，由此检查还能发现乳房是否正常。

### 4. 血压

怀孕时我们血压会发生变化，产后需要测量血压，看是不是恢复到孕前水平，这项检查对于有妊娠期高血压疾病的妈妈尤其重要。

### 5. 血常规

通过血常规检查，我们能发现产妇是否有感染，是否贫血。对于妊娠合并有贫血、产后出血、感染的妈妈来讲，复查血常规尤其必要！

### 6. 尿常规

复查尿常规一方面有助于判断有妊娠期高血压疾病的妈妈身体是否恢复，另一方面有助于判断是否合并尿路感染，以便及时给予治疗。

### 7. 妇科检查

妇科检查是必要的，在做妇科检查的时候，就可观察盆腔内生殖器是否已恢复至非孕状态。检查会阴及产道的裂伤愈合情况、骨盆底肌肉组织紧张力恢复情况，以及阴道壁有无膨出。检查子宫大小是否正常和有无脱垂。剖宫产术后者，应注意检查腹部伤口愈合情况。最后检查腹直肌可有分离。妇科检查后取白带化验。

### 8. 心理评估

产后抑郁症是产后常见的心理卫生问题，使产妇和新爸爸都饱受折磨，而且会对下一代的健康发展产生严重的不良影响。产后抑郁症筛查是医务人员早期识别产后抑郁症的必不可少的环节，对于尽早发现并实施有针对性的干预措施，避免不良后果的发生有重要意义。

## • 宝宝体检项目

产后 42 天体检对于新生宝宝来说意义重大。因为这是他出院回家后第一次到医院体检，也是对他生长发育监测的开始。

**就诊科室：** 宝宝可以到儿童保健科（儿保科）就诊，若是医院没有设立这个科室，那可以到儿科就诊。

**基本体检：** 包括体格检查和测量，如身高、体重、头围、心肺检查等，用于评估宝宝的生长发育情况。另外，还会检查宝宝的神经系统，比如能不能抬头，眼睛能不能追视物体等。

**体检项目 1** ▶▶ 常规体检项目：体重、身高、头围、囟门大小。
肢体检查：检查肌张力、关节活动情况；检查有无多指（趾）或并指（趾）。
心肺检查：听诊宝宝是否有先天性心脏病，听诊肺部。

**体检项目 2** ▶▶ 分髋试验，臀纹、脐部检查：观察是否出现先天性髋关节脱位，先天性脐疝等现象。
生殖器检查：检查有无畸形，男婴的睾丸应降入阴囊。
神经系统检查：检查运动能力和神经反射，如趴抬头、追视等。

**体检项目 3** ▶▶ 指导妈妈正确喂养宝宝，坚持母乳喂养。指导添加维生素 D。
学习做被动操：从婴儿出生 1 个月后开始，坚持给婴儿做被动操，可以提高宝宝对外界环境的适应能力；促进宝宝动作发展，使宝宝的动作变得更加灵敏，肌肉更发达的同时，还可促进孩子神经心理的发展。长期坚持做婴儿操可使宝宝初步无意无序的动作，逐步发展为有目的的协调动作。
新生儿经皮测黄疸：有部分产后 42 天体检的宝宝仍有黄疸，经皮测黄疸为无创的检测方法，操作便捷。

## • 一人补钙两人用，注意补钙

乳汁中的钙含量相对稳定，为保证乳汁中的钙含量，妈妈每天需要提供300毫克的钙，而一旦妈妈摄入的钙质不足，就要动用母体骨骼中的钙，因此妈妈要增加钙的摄入量，才能满足自身和宝宝的需求。牛奶是最好的补钙食物，月子期的妈妈每天喝一杯热牛奶是很好的习惯。酸奶也有很好的补钙效果，而且还有润肠通便的作用，能防止便秘。此外，还可以多摄入一些豆类及豆制品、虾皮（炖汤时撒上一把虾皮）等高钙食物来补钙。

## • 多吃含钙高的食物

**每天喝牛奶、酸奶**

**牛奶：**最好的补钙食物，每天喝300~500克为宜。

**酸奶：**补钙效果好，吸收利用率高，能有效润肠通便，防止便秘，每天以300克为宜。

**其他高钙食物**

**豆制品：**豆腐、豆浆，以及其他豆制品是补钙的良品。

**海带和虾皮：**25克海带含有300毫克的钙，25克虾皮含有500毫克的钙。

**蔬菜：**如金针菇、萝卜、香菇、木耳等钙含量都比较高。

**蛋类、坚果类食物：**鸡蛋含有较高的钙，尤其是蛋黄中钙含量最高。还有一些坚果，如花生仁、核桃仁也含有一定量的钙。

**补充维生素 D 或经常晒太阳**

在阳光好、无风的日子，建议妈妈到阳台、花园里晒晒太阳。如果实在没办法晒太阳，则应每天补充维生素D。需要注意的是，隔着玻璃窗晒太阳是无效的。

 马医生贴心话

### 喝牛奶搭配淀粉类食物，吸收好

习惯早餐喝牛奶的妈妈，喝牛奶时最好搭配一些淀粉类的食物，如馒头、面包等，可促进消化和吸收。需要注意的是，最好不要空腹饮用牛奶，否则牛奶在胃内停留时间较短，会导致其所含的营养素不能被充分吸收利用。另外，妈妈如果睡眠欠佳，也可以改在睡前喝牛奶，能够起到改善睡眠质量的作用。

# 推荐食谱

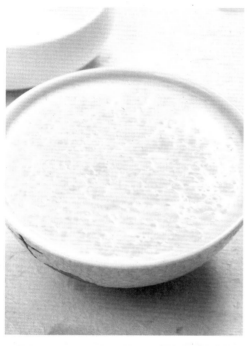

## 牛奶小米粥

**材料**　大米、小米各 30 克，鲜牛奶 60 毫升。

**做法**

1 大米、小米分别淘洗干净，大米浸泡 30 分钟。

2 锅置火上，倒入适量清水煮沸，分别放入大米和小米，先以大火煮开，转小火将米煮开花，再倒入牛奶，并不停搅拌即可。

**推荐理由** ——————

牛奶中的色氨酸有助于睡眠，小米可以增加血液中色胺酸的浓度，两者一起食用让牛奶助眠的功效加倍。

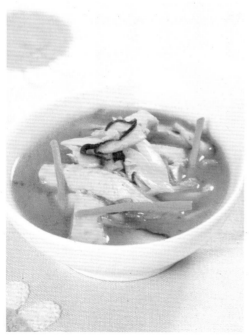

## 三丝豆腐汤

**材料**　白菜、豆腐各 100 克，胡萝卜 50 克，鲜香菇 2 朵。

**调料**　葱花、盐、胡椒粉各适量。

**做法**

1 白菜、香菇分别洗净，切丝；胡萝卜洗净，去皮，切丝；豆腐洗净，切条，用淡盐水浸泡 5 分钟。

2 锅内倒油烧热，爆香葱花，放入白菜丝、胡萝卜丝、香菇丝翻炒片刻，关火。

3 砂锅加入适量清水，放入炒过的食材，大火煮 5 分钟，放入豆腐条煮 2 分钟，加入盐、胡椒粉调味即可。

**推荐理由** ——————

这道汤具有滋补暖身的功效，可缓解手脚冰凉，最适合女性冬季食用。

## 百合炒芦笋

**材料**　芦笋 500 克，鲜百合 150 克。

**调料**　盐、白糖、鸡精、植物油各适量。

**做法**

1　芦笋洗净，切段，焯熟；鲜百合冲洗干净，待用。

2　炒锅置火上，倒油烧热，下入鲜百合和芦笋，大火翻炒几下，调入盐、鸡精、白糖及适量清水翻炒至熟即可。

**推荐理由**

补中益气，消除身体的水肿，是月子妈妈素食的最佳选择。

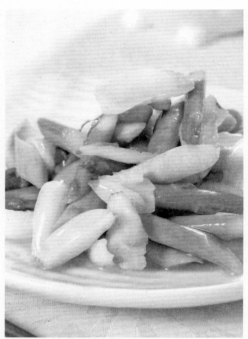

## 栗子焖仔鸡

**材料**　净仔鸡 1 只，生栗子 100 克。

**调料**　料酒 8 克，酱油、葱花、姜片、白糖各 5 克，盐 2 克，植物油适量。

**做法**

1　仔鸡洗净，斩块，焯透，捞出；生栗子洗净，煮熟，取肉。

2　炒锅内倒油烧热，加葱花、姜片炒香，倒入鸡块和栗子肉翻炒均匀，加酱油、料酒、白糖和适量清水大火煮沸，转小火焖至鸡块熟透，用盐调味即可。

**推荐理由**

养胃健脾，补肾强筋，活血止血。

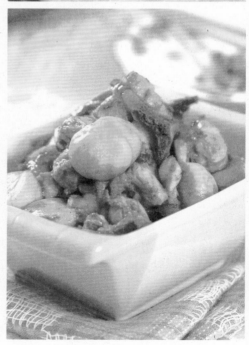

# 宝宝护理注意事项

## · 根据季节调整户外活动的时间

如果天气温暖无风，妈妈可以带着宝宝到户外晒晒太阳，既可以呼吸新鲜空气，还能让宝宝开始认识这个大千世界。庭院、公园等空气清新、风景优美的地方都是户外活动的好去处。而且外出活动还可以缓解产后抑郁。

妈妈要根据季节变化来调整户外活动的时间：

**夏季**

最好在上午 10 点前、下午 4 点后。

**春秋两季**

最好在每天上午 10 点至下午 3 点。

## · 外出需做哪些准备

由于新生儿的特殊性，在带宝宝外出时，需要提前做好充分准备，以免外出时发生一些状况而难以应付。一般来说，可以从以下几方面做准备：

**1 ▶▶ 穿着方面**

穿一套薄厚适中的衣服、鞋袜，最好戴上帽子。同时多备一套衣服，防止大小便弄脏后没有换的。

**2 ▶▶ 婴儿用品**

纸尿裤或尿布，围兜、手帕、小毛巾、纸巾、安抚玩具等。

**3 ▶▶ 吃的方面**

奶粉、奶瓶、保温瓶、宝宝专用水杯等。

**4 ▶▶ 其他方面**

手推车、背带（腰凳）、驱蚊虫药、干净塑料袋等。

### · 外出时，避免他人亲吻宝宝

婴幼儿的抵抗力很弱，免疫系统还有待完善，亲吻很容易将成人身上的病菌传染给宝宝。嘴对嘴的亲密接触更加危险，可能会把口腔里带有的病菌，尤其是经呼吸道传播的病菌传给宝宝，使其染病。

因此，父母在带宝宝外出之前，最好想好如何应对这种状况。

### · 隔着窗户晒太阳不能补钙

众所周知，晒太阳不但能补钙、防治骨质疏松，还能促进血液循环，冬季更应该多晒太阳。天气寒冷的冬季，有些人喜欢隔着玻璃在屋里晒太阳。这样能补钙吗？答案是否定的。

晒太阳是要让宝宝的皮肤直接接触紫外线，以促进维生素 D 的合成，而维生素 D 有利于钙吸收。

隔着玻璃晒太阳，紫外线中能促进合成维生素 D 的光被玻璃挡在外面，无法促进维生素 D 的合成，自然也就不能促进机体对钙的吸收了。

宝宝晒太阳前不要洗脸洗澡，因为那样宝宝皮肤上自然分泌的油脂会被洗掉，没有这层油脂，宝宝容易被晒黑、晒伤。

#### 宝宝戴脖圈游泳不可取

如今，专门提供婴幼儿游泳服务的机构越来越多，很多妈妈喜欢带宝宝去。的确，游泳有助于促进婴幼儿感知觉的发展，水压、浮力、冲击会对宝宝的皮肤、骨骼产生轻柔的爱抚，促进宝宝各种感觉信息的传递，宝宝全身包括神经系统、内分泌系统、消化系统等都获得了一系列的良性反应，有助于改善睡眠质量和机体免疫力，并能带给宝宝快乐的情绪体验，对促进其身心健康大有好处。但是，在宝宝全身骨骼没有发育成熟的时候，在水里戴着脖圈游泳，易伤到宝宝的颈椎，而且有可能压迫气管和颈动脉窦，影响宝宝的呼吸、心率。想让宝宝游泳，可以等宝宝大一些后使用腋圈，或带宝宝亲子游泳。

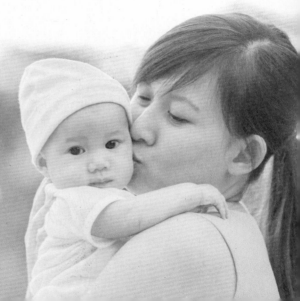

# 宝宝可能遇到的问题

湿疹多在宝宝出生后 1~2 个月发生，但由于宝宝体质不同、生活环境多样，因此湿疹出现的早晚也有差异。宝宝出生 6 个月后湿疹会有所好转；通常 2 岁后有自行消退的趋势。也就是说，一般湿疹会随着年龄的增长而逐渐减轻甚至痊愈。但也有少数湿疹严重的宝宝，会发展至儿童期甚至成人期。

## · 为什么会湿疹

湿疹是一种常见的、由多因素引起的过敏性皮肤炎症。通常由以下两种原因引起：

食物过敏

比如对牛奶蛋白过敏，一喝普通配方奶就起疹子；对鸡蛋过敏，刚添加蛋黄，湿疹就出现了。

环境过敏

吸入式过敏原比如尘螨、刺激性气体，接触性过敏原比如真菌、化妆品、化纤用品，以及环境湿热、干燥等。

## · 婴儿湿疹的三种类型

| 类型 | 多发时间 | 发病部位 | 表现特点 |
|------|----------|----------|----------|
| 脂溢型 | 多见于出生后 1~3 个月 | 以颜面部为主 | 皮肤潮红，覆盖黄色油腻性鳞屑 |
| 渗出型 | 多见于 3~6 个月的肥胖宝宝 | 开始在头面部，以后可蔓延至全身 | 面颊出现红色小丘疹、小水疱及红斑，可有红肿、糜烂、渗出、黄色结痂 |
| 干燥型 | 多见于 6~12 个月 | 出现在面部、躯干、四肢 | 表现为丘疹、鳞屑及结痂 |

## · 湿疹宝宝的日常护理

1. 如果宝宝只是头部出现湿疹，可以不去处理，如护理得当，通常 6 周后会自然痊愈。

2. 症状很轻时，注意保持宝宝皮肤清洁、滋润，每天可在患处涂婴儿专用润肤霜，有助于缓解湿疹。也可用炉甘石洗剂，用时摇匀，取适量涂于患处，每天 2~3 次，或在洗澡时使用。症状反复或较为严重时，在医生指导下进行治疗，通常会给予激素类药膏，遵医嘱使用。

3. 渐退的痂皮不可强行剥脱，待其自然痊愈，或者可用棉签浸熟香油涂抹，待香油浸透痂皮，用棉签轻轻擦拭。

4. 患儿皮损部位每次在外涂药膏前先用生理盐水清洁，不可用热水或者碱性肥皂液清洗，以减少局部刺激。

5. 患湿疹的宝宝怕热，湿热会使湿疹局部充血、发红、痒感增加。家中温度尽可能保持在 20 ~ 24℃。紫外线对皮肤刺激很强，因此不要让日光直射。穿衣要适度，跟大人一样就行，千万别捂着。

## · 对食物进行排查，找出过敏原

对婴幼儿来说，出现湿疹多与食物过敏有关。当孩子反复出现湿疹，怎么治都治不好时，就要看看是不是食物过敏惹的祸了。此时，就需要多一点耐心，对食物进行一一排查，找出过敏原。

1. 母乳喂养的孩子出现过敏，妈妈要排查自己的饮食。

2. 配方奶喂养的孩子，停用奶粉及所有含牛奶制品，换用深度水解配方奶或氨基酸配方奶。

3. 添加辅食的孩子，还要逐一排查孩子吃的辅食。

# 半月式

此套动作可拉伸身体大部分肌肉，舒缓身体，瘦身的同时又有助于缓解疲劳，帮助骨盆恢复。

**工具：** 1 块瑜伽砖

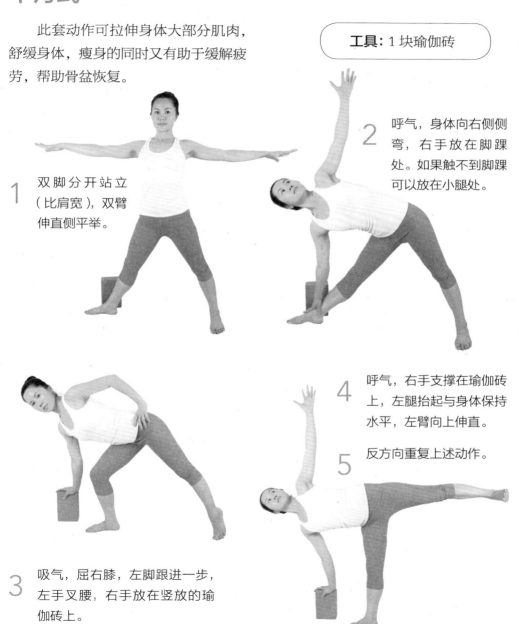

1　双脚分开站立（比肩宽），双臂伸直侧平举。

2　呼气，身体向右侧侧弯，右手放在脚踝处。如果触不到脚踝可以放在小腿处。

4　呼气，右手支撑在瑜伽砖上，左腿抬起与身体保持水平，左臂向上伸直。

5　反方向重复上述动作。

3　吸气，屈右膝，左脚跟进一步，左手叉腰，右手放在竖放的瑜伽砖上。

## 鳄鱼扭转

此套动作可以帮助放松全身肌肉，活动骨盆，有助于消除腹部赘肉，还能促进睡眠。

1 仰卧屈膝，双脚踩在瑜伽垫上，双臂自然放在身体两侧。

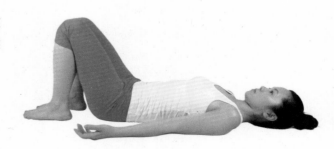

2 双臂慢慢展开，臀部微微抬起，左右移动。

3 双膝倒向左边，左手自然放在腿弯处，头扭向右侧看右手，保持20秒。

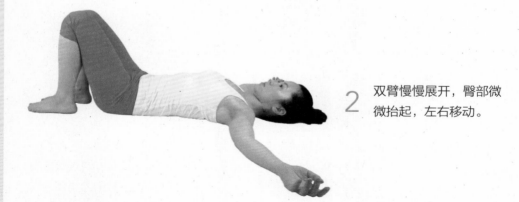

4 反方向重复上述动作。

# 第4章

# 坐月子误区解读

# 第1节

# 护理误区

## 捂月子

误 区

### 坐月子要紧闭门窗

不少地方的坐月子理念认为，凡是产妇都是怕风的，所以即使是夏天坐月子，也得把房屋的门窗紧闭，不能留缝隙，而产妇也要长衣长裤，全身武装。

专家观点

### 要注意通风换气

坐月子怕风怕凉是有道理的，因为产妇产后气血亏虚，易感受风湿寒邪。但是需要注意的是，时刻门窗紧闭会导致室内空气不流通，反而对健康不利。

因此，避免产妇受风并不代表不能开窗通风，只是应该注意避免直吹，窗户开得小一些。

误 区

### 坐月子不能开风扇和空调

传统观念是，坐月子不能吹风，因此很多人在月子期间闭门不开，与风扇和空调相隔绝，使得整个房间更加闷，婴儿和母亲都倍感不适。

专家观点

### 严防月子中暑，适当开空调

夏季坐月子期间，室温在 26～28℃ 之间最为合适。吹空调时尽量把风速调低，同时避免直吹，或者打开客厅或其他房间的空调，将其他房间的低温传导到产妇房间。开空调时，穿上棉质的长衣长裤，以避免出现关节酸痛不适。

与此同时，还要避免闭门不开。可选择早晨或太阳落山之前，不定时打开门窗通风，保持产妇房间清洁卫生，避免滋生过多细菌而对母婴健康造成威胁。另外，尽量别接受"感冒"的亲友探访。

# 不洗漱

## 月子期间不能洗澡、洗头

民间流传的观点是，月子期间洗头会加速衰老，引起脱发。

## 主要是注意不能用冷水

洗澡：在生产形成的伤口愈合之后，产妇即可用热水洗头洗澡了。剖宫产产妇应该比顺产产妇晚几天洗澡，但伤口愈合之前，用温水擦洗除伤口以外的地方是可以的。需要提醒的是，产妇洗澡应以淋浴为佳，因为盆浴给细菌以可乘之机，产妇抵抗力较差，很容易细菌上行感染，引起盆腔炎症。

洗头：妈妈产后1周就可以洗头了，只要及时擦干头发或用电吹风吹干头发，都不会影响健康。反倒是1个月不洗头，头发异味和头皮细菌会对宝宝的健康造成负面影响。

不过，需要提醒的是，月子期间洗澡、洗头绝对不能用冷水，洗完要尽快擦干。头发要及时用吹风机吹干而不是自然晾干，避免着凉。建议洗浴的室内温度和室外温度相差不要太大。

## 坐月子不能刷牙

很多地方有月子里不刷牙的习俗，因为担心以后牙齿会酸痛、松动，甚至脱落。

## 应该刷，但要注意方法

孕期妇女体内孕激素水平升高，内分泌发生改变，会使牙龈的易感性增强，容易发生妊娠牙龈炎，表现为牙龈充血、肿胀等。

同时，产妇进食次数增多，食物中碳水化合物含量高，若不注意保持口腔卫生，很容易导致牙菌斑堆积，引发口腔疾病。

因此，坐月子不刷牙的说法是非常错误的，相反，月子期间更应该保持良好的口腔卫生习惯。

需要注意的是，产妇在月子期间身体比较虚弱，新陈代谢正处在调整过程中，对寒冷的刺激比较敏感。因此，月子期间刷牙漱口最好用温水，牙刷用软毛的，饭后及时漱口。

# 卧床闭目

## 下床活动将来会腰痛

民间有种说法，认为坐月子要整天卧床休息，尽量减少下床走动，否则将来腰背痛，腿脚疼。

 马医生贴心话

### 尽量少看手机和电脑

在分娩后一段时间内，产妇的视网膜会出现水肿的情况，此时看电视会让视网膜受到刺激，极易疲劳和头晕，对眼睛健康不利。一定要等3~7天，视网膜水肿消失了以后再看电视和电脑。

但月子后半期，适量地看电视、电脑可以帮助产妇恢复心理状态，保持愉悦心情。但要注意别看太久，每天最好不超过4小时，每次30~60分钟后适当休息。

## 休息不是不动，小心得血栓

产妇在经历了分娩这一过程后，体力消耗很大，身体虚弱，感到很疲劳，要注意休息，但休息不等于完全不动。一个健康的产妇（包括做了小的手术，如侧切等），在产后24小时即可下床在室内活动，早下床活动，可以促进血液循环，有利于伤口愈合、子宫收缩和恶露排出，从而减少感染的机会，同时还可促进大小便通畅。此外，还可预防下肢静脉血栓形成，促进盆底肌肉、筋膜紧张度的恢复等。不过，此时的活动要以轻微的康复活动为主，不要直接参与体力劳动。

## 坐月子不能哭

很多老人说，坐月子时不能流眼泪，再委屈都得憋着，否则会对眼睛造成伤害，导致日后眼睛疼痛难以治愈。

## 适当流泪有利于不良情绪释放，但不宜过度

产妇在产褥期很容易出现产后抑郁，严重的还会发展成为产后抑郁症。适当流泪有利于不良情绪及时释放，但不宜过度伤心，否则对产妇健康不利。

# 饮食误区

## 多喝汤

### 误区

**不限量喝汤，不吃肉**

听说月子里多喝汤，可促进乳汁分泌，于是为了增加乳汁分泌就无限制地喝，但一点肉都不吃。

### 专家观点

**适当喝汤，也要吃肉**

产后头几天应该少量喝一些清淡的鱼汤和鸡汤，帮助泌乳。在开始泌乳后，要经常按摩乳房，乳腺管通畅后再开始多喝汤。另外，每天还要吃适量的瘦肉，肉中的营养物质含量更丰富。适当喝汤，也要吃肉，才能给宝宝提供营养丰富的乳汁。

### 误区

**给产妇喝浓汤**

很多产后妈妈的家里人会熬制一些浓汤，如炖老母鸡汤、猪蹄汤等，觉得这样的汤会有营养，还可催奶。

### 专家观点

**注意荤素搭配，营养好吸收**

应该给产妇多喝一些富含蛋白质、维生素、钙、磷、铁、锌等营养素的鲜汤，如精肉汤、蔬菜汤、蛋花汤、鲜鱼汤等。产妇喝脂肪含量过高的浓汤，易使奶水中脂肪含量增加，引发婴儿腹泻。提醒一点，汤和肉要一同吃，而且饮食要注意荤素搭配，这样才能摄取到丰富、充足的营养。

# 不吃母鸡，喝月子酒

## 不能吃母鸡

产后母亲体内雌激素和孕激素浓度大大降低，催乳素才会发挥促进泌乳的作用，促使乳汁分泌。有说法认为，母鸡的雌激素含量较高，会增加体内的雌激素浓度，从而降低催乳素的催乳功能，引起乳汁不足。而公鸡含有雄激素，月子里吃公鸡可以对抗雌激素，促进乳汁分泌。

## 母鸡和公鸡营养上无差别

目前没有科学研究证实产后不能吃母鸡的观点。理论上来说，母鸡的雌激素含量虽然比公鸡高，但也是很有限的，再加上经过加热处理，食用后对人体的影响很小，无须刻意禁食。

公鸡、母鸡都含有丰富的优质蛋白质和矿物质等，两者没有明显差别，只是母鸡中脂肪稍多一些，炖煮出来的味道更鲜美一些，而公鸡的脂肪较少，肉比较嫩一些。因此，在选择鸡的时候根据个人的需求，若是想控制体重，保持较好的身材，可以选择公鸡；若想汤更好喝可以选择母鸡。

## 不能喝水，要喝月子酒

坐月子要"滴水不沾"的观念来自台湾。据说月子里喝水，会加重水肿，引起发胖，还会导致内脏下垂。台湾某知名主持人现身说法，称她坐月子时喝的都是米酒，产后很快就恢复苗条。

## 饮用的米酒先加热煮沸，待酒精挥发之后再喝比较好

开水或是合格的纯净水、矿泉水等，都经过杀菌处理，不存在细菌超标的问题。此外，水是没有能量的物质，单喝水不可能使人体发胖。至于使内脏下垂的说法，也没有科学依据。生产时丧失了大量体液（如血液、汗液、唾液），产后又容易流汗，在身体水分大量流失后，如果严格限制水分摄取，会使体内电解质不平衡，造成脱水的现象，甚至会影响乳汁的分泌量。

产后大多数女性气血两亏，容易受寒，米酒是温补性质的，有行气活血的功效，但不建议天天喝或大量喝，且饮用的米酒先加热煮沸，待酒精挥发之后再喝比较好。

# 鸡蛋不限，盐别吃

## 坐月子要多吃红糖鸡蛋

现在大部分人仍觉得这个观点是对的，产妇坐月子时每天吃五六个鸡蛋很正常，有的甚至十几个，好像是红糖鸡蛋吃得越多身体恢复得越快。

## 一天吃 1~2 个就够身体需要

鸡蛋含有丰富的蛋白质，在过去物质匮乏的年代是产妇优质蛋白质的唯一来源，但是现在生活水平提高了，物资丰富，我们没有必要只从鸡蛋中获取蛋白质，所以每天吃 1~2 个鸡蛋就足够了，剩下的蛋白质我们可以从瘦肉、鱼肉、牛奶等食物中获取。让产妇食用太多的鸡蛋，就吃不下其他食物了，反而会造成营养素的缺乏，比如铁，蛋黄虽然含有铁，但是吸收利用率却很低。

喝红糖水有助于预防产后恶露排出不畅、经血阻滞。但是不能长期地大量饮用红糖水，否则会影响子宫恢复和产妇的身体健康。

## 不能吃盐，一点都别放

有些产妇生完孩子后担心水肿、身材难以恢复而不敢吃盐；有些人是道听途说，认为吃盐会回乳而不敢吃盐，日常菜肴、汤水里面一点盐都不放，完全清淡寡味。

## 适当放一点盐，补充体液流失的盐分

女性产褥期往往出汗较多，汗液里带走了不少盐分，若食盐摄入不足会导致体内水和钠的大量丢失，会影响体内电解质平衡，不利于身体的恢复。此外，盐是日常主要的调味品，菜中无盐则食之无味，影响食欲，进食量不足则难以满足产后高营养的需求。

但不建议吃太多咸的食物，因为食盐过量，会导致水钠潴留，引起水肿和血压升高，也会加重肾脏的负担。因此，月子里应饮食清淡，少盐但不禁盐，可以在菜里适量加盐，比平时稍淡即可，像咸菜、榨菜、咸鱼、腐乳等太咸的食物最好还是少吃。

# 不吃水果

## 不敢吃蔬菜水果

　　我国传统的做月子是不吃水果的，一是因为水果生冷，二是因为有些水果味酸。产妇既怕碰了冷，又怕酸伤了牙齿和胃，担心给身体落下病根。对于所谓寒凉的蔬菜，很多人也不敢吃。所以月子里的人大多以鸡、鸡蛋、鱼、猪蹄等大补的食物为主，而很少吃蔬菜和水果。

 马医生贴心话

### 坐月子吃水果的注意事项

- 不要吃太多偏寒凉性的水果，特别是产后的最初几天，脾胃虚弱，因此最好不要吃太多的梨、西瓜。
- 你可以在饭后或两餐间吃些水果，这样就不会增加消化道的负担。
- 你吃的水果不要太凉。刚从冰箱拿出来的水果，要放在室温里过一会儿再吃。
- 吃水果时要注意清洁，彻底清洗干净或去皮后再吃，以免发生腹泻。
- 为了避免水果偏凉，也可切成块，用开水烫一下再吃。但是最好不要煮沸，以免破坏水果中的维生素。

## 选择软一些的适当吃可以

　　产妇分娩后体质大多由内热到虚寒，因此中医主张产后宜温，过于生冷的食物不宜多吃，但不是绝对不能吃。如果担心蔬菜寒凉，可以在烹调时多加一些姜、葱、蒜等辛温类调料，或者选择一些偏温或性平的食物，如胡萝卜、南瓜、菜心、菠菜、西蓝花等。至于水果，可以选择像榴莲、黑枣、荔枝、桃子、龙眼、红毛丹、樱桃等性温平味甜的水果，取出果肉在温水里稍泡一下就可以直接食用了。

　　产后卧床的时间多，胃肠蠕动少，容易大便干结，加上产道的裂伤、剖宫产伤口的疼痛，会让女性不敢用力大便，造成排便困难。合理地食用蔬菜水果不但可以改善单调的食谱，更重要的是能提供丰富的维生素、矿物质和纤维素，既提高母乳的质量，也可以预防便秘。

# 第3节

# 催乳误区

## 开奶

误区

### 乳房发胀时不能喂奶

很多妈妈在刚生下宝宝的时候，觉得乳房没有一点发胀的迹象，害怕没有奶给孩子吃，就先让宝宝喝奶粉。

**专家观点**

### 产后30分钟没分泌初乳，也要及时让宝宝吸吮乳头

医生建议在孩子出生半个小时左右就可以让孩子吃他人生中的第一口奶了。妈妈们要抓紧这珍贵的30分钟，让宝宝与自己亲密接触，让他听听自己的心跳，闻闻自己身上的气味，与自己的乳房近距离接触。

这有助于促进自己乳汁的分泌。早些开奶，孩子的嘴巴和乳房充分接触，妈妈的垂体得到刺激，会大量分泌乳汁。如果过几天才开奶，垂体就没有那么敏感，会出现乳汁分泌不足的状况。

**误区**

### 初乳颜色不好看，不能给宝宝吃

一般而言，母亲分娩后7天之内的乳汁叫作初乳。初乳的颜色不太好看，黄白色，也比较浓稠。妈妈觉得可能不适合宝宝吃就想着先挤掉，等乳汁颜色变得正常了再喂奶。

**专家观点**

### 初乳赛黄金，及时给宝宝吃

这么做的妈妈可是让宝宝失去了一笔财富。初乳之所以呈现黄白色是因为这里面富含了 β 胡萝卜素的原因。

初乳被认为是最有营养的奶水，其中的脂肪、乳糖含量较少，特别有利于新生儿的消化吸收。初乳中还含有较多的牛磺酸，新生儿早期缺乏合成这种氨基酸的能力，初乳中的牛磺酸就正好弥补了这种不足，对宝宝大脑及神经系统机能、智能发育、视力发育都是极好的。

# 攒奶

## 奶不多，攒久一点再吸

　　有的妈妈会说自己的奶很少，要攒多一点再给宝宝吃，这样宝宝才能吃得饱。很多奶少的妈妈发现，2小时吸1次，只有一点点，如果攒个4~5小时再吸，好像多一些，于是自然而然地就越拖越久。

## 奶水是吸出来的，不是攒出来的

　　要知道乳房是有自我调控功能的，不会用恒定速度产奶，而是乳房越空，生产速度越快，越接近饱和，生产速度越慢。

　　每次攒一攒，就相当于拉一次刹车，让产奶量减慢一些。所以，奶少的妈妈要尽可能频繁地喂奶、吸奶，这相当于点点油门，哪怕每次不明显，乳房也知道要加油。

### 马医生贴心话

#### 挤奶、吸奶不当造成二次污染

　　每一次挤奶前，妈妈需要清洗双手，如果使用吸奶器的话，也要记得清洗。不做好清洗工作，容易传播细菌，母乳容易被污染。另外，使用吸奶器挤奶的话，最好选用防逆流的吸奶器，避免吸奶过程中，奶水倒流出现二次污染的现象，影响母乳质量。

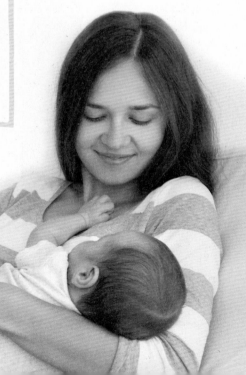

# 吸奶

误区

## 喂奶太累，我选择吸奶

一些妈妈以为吸奶比亲喂容易，不用等待宝宝的饭点，还可以让家人帮忙用奶瓶喂宝宝。还有一些妈妈害怕亲喂造成乳头破溃，或者听说亲喂会造成乳房下垂，于是决定用吸奶器吸奶，再用奶瓶喂宝宝。

### 专家观点

## 亲喂是第一选择，还可帮助刺激奶阵

研究发现，亲喂时宝宝口腔细菌可以通过乳腺管回到妈妈乳房，妈妈会针对细菌产生对应抗体，再出货给宝宝，这是亲喂的保护作用，是别的喂养方式都无法做到的。因此，亲喂是第一选择。

如果需要吸奶，记得找一个让妈妈坚持下去的理由。比如，妈妈要上班或出差要背奶，或因为生病等原因需要与宝宝分开一段时间，但母乳对宝宝更重要。若经过各种指导和尝试，仍然无法实现充分、有效的亲喂，就要靠吸奶辅助泌乳等。

### 误区

## 吸奶器差不多，买一个就行

市场上吸奶器的品牌众多，价位不一，许多没有经验的妈妈挑选起来感觉很困难，不知道什么样的吸奶器才适合自己。有的妈妈觉得反正能吸奶就行，选购比较随意。

### 专家观点

## 选择适合自己的才是最好的

吸奶器分为医院/专业多人用和个人用吸奶器两大类。个人用的又分为双侧电动、单侧电动和手动吸奶器。

1. 电动吸奶器：方便，价格高，需要电源或电池，有单边和双边两种，一般我会推荐双边，因为吸乳量高而且快。如果妈妈日常比较忙碌、奶量有波动、奶量不那么充足的，最好用双边电动吸奶器。电池驱动类的吸奶器，快没电时可能会"疲软"，注意准备好备用电池。

2. 手动吸奶器：便宜、轻便、安静，用这种手动吸奶器，会使手腕受累，比较适合于纯母乳喂养，偶尔吸乳的妈妈。比如：夜间宝宝睡得久而妈妈乳胀了；偶尔需要外出前吸一次。

## 买吸奶器，就要买吸力大的，不然吸奶效果肯定不好

有的妈妈认为吸奶就是靠吸，选购吸奶器时主要看吸奶器的呼力够不够大。使用吸奶器时也不懂得配合奶阵吸奶，只会一味调大吸力。

## 配合奶阵，吸奶才会更成功

吸奶器的效率，主要来自能否很快引发奶阵，而不是靠强吸力。宝宝吸吮首先引发妈妈奶阵，乳腺中腺泡收缩将乳汁挤出来，宝宝的吸吮在外面拉，一推一拉合力作用，才能让乳汁快速流出。

怎么引发喷乳反射/奶阵？找一个舒服、安静（私密）的场所，放一杯温水或饮料，配合联想（宝宝照片、视频或想象宝宝吃奶的样子），按摩乳房或使用乳头/奶阵刺激法。如果吸奶器本身有双韵律刺激模式，开始时使用刺激泌乳模式，效果会更好。

怎么调吸力？一看到乳汁流出，就要换到吸乳模式。调节到最大舒适负压，就是妈妈能耐受、感到舒服的最大吸力（吸力从小到大调节，感到不舒服时回调一格，不能感到疼痛），这时候吸奶的效率最高，充分利用了奶阵的趋势。

 马医生贴心话

### 刺激奶阵其实就是刺激乳头

一般来说，宝宝在吸吮乳头时就已经刺激了乳头，不需要特别刺激。但有些宝宝吸吮能力较弱，或者妈妈奶水较少，就需要人为地刺激奶阵。具体方法如下：

1. 洗净双手，全身放松，深呼吸，慢慢吐气。

2. 双手张开，拇指放在乳房上方，其余四指呈 C 状放在乳房下方，左右旋转乳头，且不时以食指触碰乳头最前端敏感处，闭上眼睛，想象宝宝正在吸吮着。

3. 当你感觉乳房突然有微微酥麻感，就表示奶阵来了。如果奶阵来了导致奶流过急，妈妈可用食指和中指夹住乳晕上下部位，减缓流速，避免宝宝呛咳。

产后乳腺炎是产褥期常见的一种疾病，多为急性乳腺炎，常发生于产后 3~4 周的哺乳期妇女，所以又称之为哺乳期乳腺炎。

## 产后乳腺炎一般分为三个时期

### 早期

乳房胀满，疼痛，哺乳时更甚；乳汁分泌不畅，或明显减少；乳房肿块或有或无；皮肤微红或不红，或伴有全身不适、食欲欠佳、胸闷烦躁等。

### 化脓期

局部乳房变硬，肿块逐渐增大，此时可伴高烧、寒战、全身无力、大便干燥、脉搏加快、同侧淋巴结肿大等，常可在 4~5 日形成脓肿，可出现乳房跳痛，局部皮肤红肿透亮，肿块中央变软，手按有波动感；若为乳房深部脓肿，可出现全乳房肿胀，疼痛、高热，但局部皮肤红肿及波动不明显，有时一个乳房内可同时或先后存在数个脓腔。

### 溃后期

浅表的脓肿常可穿破皮肤，形成溃烂或乳汁自创口处溢出而形成乳漏；较深部的脓肿，可穿向乳房和胸大肌间的脂肪，形成乳房后位脓肿，严重者可发生脓毒败血症。

## 初产妇更易得乳腺炎

研究发现，初产妇患乳腺炎的比例要比经产妇高 1 倍，这是为什么呢？这是因为初产妇的乳头皮肤更娇嫩，更不耐受婴儿吸奶时对乳头的刺激，常造成乳头组织的损伤，形成乳头裂口。尤其是乳头短，乳头勃起不良的初产妇，更易出现这种情况。乳头出现裂口后，婴儿吸吮就会引起剧痛，造成喂奶时间减短，甚至不敢再让婴儿吮吸乳头，这就会使大量乳汁积蓄在乳腺内，以致乳汁在乳腺内逐渐分解，给细菌的生长提供了温床。此时若外部的化脓性细菌从乳头裂口侵入，就会在乳腺内迅速、大量地繁殖，从而引发乳腺炎。

# 产后乳腺炎的预防与调理

## · 产前

1 怀孕末期，用 75% 的酒精擦拭或用温水清洗乳头，以增强乳房皮肤的柔韧性和抵抗力；同时，还要注意挤出乳管内的脂栓。

2 乳头内陷者，需用手挤出乳头，按摩牵拉纠正之。

## · 产后

1 保证正确的喂养姿势，以及宝宝吸吮方式的良好，不要让宝宝只含到乳头。

2 哺乳时让宝宝吃空一侧乳房再吃另一侧，不要两边乳房交替吃，以防宝宝长时间吃不到后奶而引起乳汁淤积。若产妇的奶很充足，宝宝只吃一边就饱了，另一边又很胀，就一定要把胀的一边乳房的乳汁挤掉，不要留在乳房里，以防形成硬结造成急性乳腺炎。同时养成定时哺乳的习惯，不让宝宝含着乳头睡觉。

3 产妇宜侧卧睡与仰躺睡交替进行，忌趴着睡，以免因挤压乳房引起乳汁淤积造成急性乳腺炎。

4 不戴有钢托的胸罩。产妇的乳汁会时常不经意地流出，加上因乳房的乳汁充盈易造成乳房下垂，这时候产妇最好戴专门的哺乳胸罩，不要戴有钢托的胸罩，以防乳腺管受挤压造成局部乳汁淤积引起急性乳腺炎。

5 要注意乳房的清洁与卫生，喂宝宝前后最好先用清水擦洗，然后用洁净的毛巾将乳头擦拭干净。

6 产后催奶不宜过急。产后营养补充并不是多多益善，应从少量开始，以免因奶水开始分泌时，乳腺管尚未通畅，再加上新生儿吸吮能力弱，大量分泌乳汁容易造成奶胀结块而带来不利影响。

7 乳腺炎的化脓期，应少吃有"发奶"作用的荤腥汤水，忌食辛辣、刺激、荤腥油腻之品，以免加重病情。饮食宜清淡而富有营养，宜多吃具有清热作用的蔬菜水果，如番茄、青菜、丝瓜、黄瓜、绿豆、鲜藕、金橘饼等。海带具有软坚散结的作用，可多吃些。

8 注意保持心情舒畅，以免因心情抑郁加重病情。